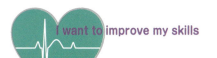

ナースのためのスキルアップノート

看護の現場ですぐに役立つ
患者接遇のキホン

患者さんとのコミュニケーションスキルが身につく！

三瓶舞紀子 著

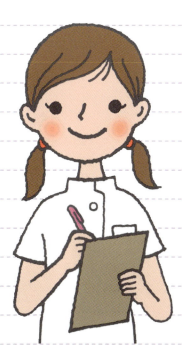

秀和システム

はじめに

　これまで臨床で接遇・マナー指導の際、「あたりまえのことがどうしてできないの」といった言葉をよく耳にしました。「あたりまえ」とは何か、そもそも「あたりまえ」と感じていないからその人はそれをしないのではないか、その言葉を耳にするたびに違和感を持っていました。そして、看護の世界をいったん出て、他の学術領域での「あたりまえ」に触れるようになり、視野がいかに狭かったのか気づかされました。

　筆者は、精神科看護師、大学教員として働き、その後、子ども虐待予防に関する活動をするため、公衆衛生大学院へ進学、現在は研究所の社会医学研究部に勤めています。「社会医学」というのは、社会が人の健康にどう影響するかを研究する学問です。例えば、格差が大きい社会の貧困家庭で育った子どもは、健康を守る知識やスキルが十分ではなく長期的ストレスに曝されているため、心身の病気にかかりやすいことがわかっています。一方で、ある研究では、貧困地域に住む就学前の子どもに高い社会階層の子どもが親から教わるようなふるまい方等を教えたところ、教えない場合に比べて成人期に病気になりにくいことなどがわかりました。

　これらの経験から筆者は、接遇・マナーは「あたりまえ」ではなく、学習して得るものだと考えるようになりました。もちろん、特別に裕福な家庭で育った人は少なく、これらの知識やスキルを大人になってから努力して身につけた方も多くいらっしゃると思います。しかし、それらは「あたりまえ」にできたのではなく、学習し練習することが必要だったはずです。本書では、接遇・マナーを誰もが学習し、練習できるように、可能な限り具体的に説明し、また会話例を多く盛り込みました。みなさんの良き練習の書として活用されることを願っております。

看護の現場ですぐに役立つ
患者接遇のキホン

contents

はじめに ………………………………………… 2
本書の特長 ……………………………………… 6
本書の使い方 …………………………………… 7
この本の登場人物 ……………………………… 8

chapter 1 接遇マナーの超キホン

接遇・マナーとは ……………………………………………… 10
見ためでトクしよう（あなたは見られている①） …………… 12
挨拶（あなたは見られている②） ……………………………… 16
   column　最初に「はい」と返事をする ……………………… 19
   column　優先順位（ゆとりを生む工夫①） ………………… 19
表情、しぐさ（あなたは見られている③） …………………… 20
適切な言葉を使う（話す・伝える技術①） …………………… 22
   column　段取り（ゆとりを生む工夫②） …………………… 25
敬語（話す・伝える技術②） …………………………………… 26
   column　とにかく丁寧にすればいい？ ……………………… 28
提案、依頼、尋ねる、説明（話す・伝える技術③） ………… 29
   column　NG言葉「先生のご都合で決まります」 ………… 31
違いを観る（相手を知る手がかり①） ………………………… 35
   column　話し上手なあなたへ ………………………………… 37
傾聴、共感の技術（相手を知る手がかり②） ………………… 39
   column　語尾を下げる …………………………………………… 44
あなたの居る場所 ……………………………………………… 45
   column　コミュニケーション3つの錯誤 …………………… 46

chapter 2 病棟での接遇・マナーのキホン

入退出 ··· 50
    column　より低い声でゆっくり話す ·· 51
環境整備 ··· 52
個人情報の守り方（病棟編） ·· 54
    column　動機づけ面接のスキルを使う（目的が合わないとき）············ 56
    column　同時に複数のナースコールが鳴ったとき ································ 57
入院オリエンテーション ·· 58
処置やケア ··· 60
    column　患者を不安にさせる言葉"大丈夫" ·· 62
"わからない"の伝え方 ··· 63
"患者が嫌なこと"の伝え方 ··· 65
食事 ··· 68
浴室・シャワー ··· 72
    column　テレビカードの説明 ··· 73
排泄・お手洗い ··· 74
    column　患者に責任を押しつけない ··· 76

chapter 3 病棟外での接遇・マナーのキホン

エレベーター、廊下、外来 ·· 78
患者が亡くなったとき ·· 80
家族やお客様のご案内 ·· 82
どこに座る？（上座と下座） ··· 84
お茶を出す ··· 87

chapter 4 ナースステーションでの接遇・マナーのキホン

報告・連絡・相談 …………………………………………………………… 90
ふるまい方 …………………………………………………………………… 95
　column　看護師のうわさ話は患者や家族に聞かせない ……………… 96
電話 …………………………………………………………………………… 97
メール ………………………………………………………………………… 99
個人情報の守り方(電話、他編) …………………………………………… 101
休暇、遅刻、早退 …………………………………………………………… 104
休憩する ……………………………………………………………………… 106
　column　家族の帰り際の挨拶への返答 ………………………………… 107
失敗・指導されたとき ……………………………………………………… 108
あなたの気持ちのおさめ方 ………………………………………………… 113
　column　闘争か逃走か …………………………………………………… 116
私の気持ちの伝え方 ………………………………………………………… 117

chapter 5 困ったとき

クレームを受けた …………………………………………………………… 120
　column　請求書の説明を患者に迫られた ……………………………… 127
先輩によって指導内容が違う ……………………………………………… 128
"ほんの気持ち"のかわし方 ………………………………………………… 129
特別対応を頼まれた ………………………………………………………… 131
話の終わらない患者 ………………………………………………………… 133
セクハラ、パワハラ、モラハラ …………………………………………… 135
　column　理不尽なクレームに思えても… ……………………………… 139
　column　失敗、クレームは「ただちに」傾聴、謝罪 ………………… 140

索引 …………………………………………………………………………… 141

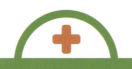

本書の特長

　接遇・マナーは、「相手への気遣い・思いやり」を伝える手段としての「上手な」ふるまい方と考えられます。「上手な」ふるまい方ですので、誰もが「あたりまえ」にできることではなく、身に着けるためには、繰り返し練習することが必要です。本書は、この「上手な」ふるまい方がなぜ「相手への気遣い・思いやり」になるのか、行動心理学、特に動機づけ面接に基づいて説明しています。理論に基づいたふるまい方の練習を通して、あなたも相手も笑顔になれることを目指しましょう。

役立つポイント1　接遇・マナーに共通する知識とスキルについての理解が深まる

　接遇・マナーでは、あなたが居る場にふさわしく立ち居振る舞うことで「相手への気遣い・思いやり」を伝えます。あなたが居る場にふさわしいとはどういうことか、立ち居振る舞いとは何かを共通する5つの側面で理解します。

役立つポイント2　接遇・マナーの問題が生じがちな場面ごとに学べる

　日々の臨床の場面の中で活用しやすいように、病棟や病棟外、ナースステーションの中など「相手への気遣い・思いやり」が求められる場面や看護業務との関連をふまえた構成にしました。

役立つポイント3　なぜそうするのか利点を知った上で練習できる

　「あたりまえ」「常識」だからという決めつけではなく、なぜそうした方が良いのか可能な限り理由を説明しています。また、コミュニュケーションに関する部分では、類似書にはない行動心理学や動機付け面接の理論に基づいた解説をしています。そのようにふるまう利点を知った上で練習することができます。

役立つポイント4　具体的な会話例が豊富

「相手への気遣い・思いやり」を伝える際に重要になる傾聴、共感のスキルや言い方を理解しやすいように、具体的な会話例や言葉例を豊富に盛り込みました。実際の場面を想像しながら理解して練習に活かすことができます。

役立つポイント5　具体的に書かれているので練習しやすい

「優しくする」「敬う」など、抽象的な言葉はできるだけ用いず、どう考え行動したら「相手への気遣い・思いやり」を伝えるふるまいになるのか、できるだけ具体的に述べられています。具体的にどうしたらよいのかがわかるので、練習しやすい内容となっています。

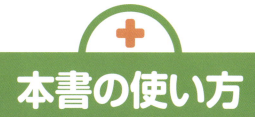

本書の使い方

第1章　接遇・マナーの超キホン
　見ため、話し方、聴き方、観察の仕方、あなたが居る場所にふさわしいふるまいか、の5つの側面から接遇・マナーに共通する知識とスキルを学びます。

第2章　病棟での接遇・マナーのキホン
　病棟は患者の生活の場でもあります。生活場面の場所ごとにどんなふるまいをすると「相手への気遣い・思いやり」を実践できるのか、具体的に学びます。

第3章　病棟外での接遇・マナーのキホン
　外来や廊下など病棟の外でも白衣を着たあなたは、はたから見れば看護師として認識されます。病棟看護師が遭遇しやすい場面への接遇・マナーを具体的に学びます。

第4章　ナースステーションでの接遇・マナーのキホン
　職場でのふるまい方や報告・連絡・相談、個人情報の守り方などについて学びます。あなたのふるまいは、ナースステーションの外からも見られています。怒りや不安をおさめる方法についても紹介しています。

第5章　困ったとき
　クレーム対応や話が終わらない患者など、よくある困った場面での対応について学びます。

この本の登場人物

本書の内容をより理解していただくために
医師、ベテランナース、先輩ナースからのアドバイスや、ポイントを説明しています。
また、新人ナースや患者のみなさんも登場します。

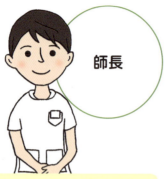

師長

看護師歴20年。的確な判断と対応には評判があります。

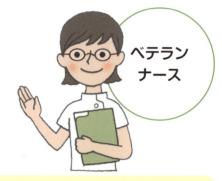

ベテランナース

看護師歴10年。やさしさの中にも厳しい指導を信念としています。

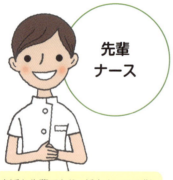

先輩ナース

看護師歴5年。身近な先輩であり、新人ナースの指導役でもあります。

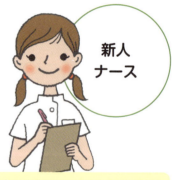

新人ナース

看護歴1年、医師や先輩たちのアドバイスを受けて早く一人前のナースになることを目指しています。

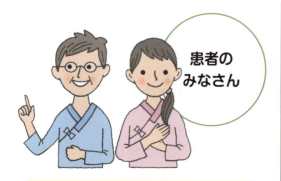

患者のみなさん

患者のみなさんからも、ナースへの気持ちなどを語っていただきます。

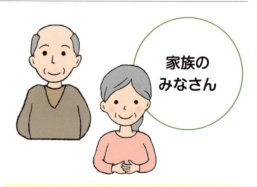

家族のみなさん

家族のみなさんからもナースへの気持ちなどを語っていただきます。

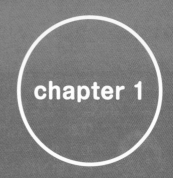

接遇マナーの超キホン

身だしなみを整えるだけで
あなたの印象はぐっと良くなります。
また、聴き方、話し方、観察は、
看護の基本に通じる部分でもあります。
接遇・マナーに共通する知識とスキルを
5つの側面で理解しましょう。

接遇・マナーとは

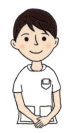

接遇・マナー（manners）は、人と人とが同じ時間と空間を共にするとき、お互いに「相手に気持ちの良い時間をすごしてもらいたい」という思いやりや気遣いから生まれました。
人は、気遣ってもらったと感じたとき、その相手に好感を持ちその人を信頼します。接遇・マナーを知り実践することで、あなたは患者さんや家族だけではなく、同僚、先輩、上司など幅広く多くの人から好感を持たれやすく、また、信頼されやすくなります。

接遇・マナーは、相手の"あたりまえ"の世界で、気遣いを示すこと

●いまできないことを恥じない

接遇・マナーについて、「こんなの常識でしょう」と先輩から言われた経験のある方も多いと思います。落ち込んだり、あるいは"どうせ"とみじめになったり、"絶対変えない"と反発する気持ちにさえなったかもしれません。その気持ちはあなたの立場からすれば当然起こりうることです。

あなたは、これまで「病院」「あなたとは違う世代」が暮らす世界とは別の「あなたの家・学校・地域」「あなたの世代」の世界の中で暮らしていました。"あたりまえ"、"常識"は、住む世界、つまりその世界の文化によって違います。

例えば、ある国では、食事を手づかみで食べることが礼儀正しいと考えられていますが、日本では手づかみで食べることは礼儀知らず、常識がない、となります。

あなたが"いま知らない"ことは、恥ずべきことではありません。接遇・マナーは相手への思いやり、気遣いを示すために、「病院」「あなたとは違う世代」の"あたりまえ"、"常識"を知り、それらを身に着けていくことでもあります。そして、"知らない"ことはこれから知ればよいのです。

●練習することで身につく

接遇・マナーは、これまでとは違う"あたりまえ""常識"を身につけていくことですから、"知った"からといってすぐにできるものではありません。経験したことがないことですので、最初はぎこちない、うまくいかないことがあってもあたりまえです。日々の生活の中で、繰り返し練習することで身につくものです。うまくいかなくても、何度でも挑戦していいのです。諦めずに練習していくことで、自然にできるようになります。

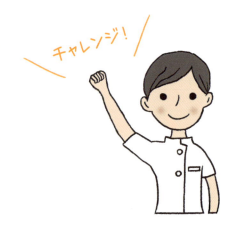

医療を行う場での接遇・マナー（5つの視点）

●医療を行う場での接遇とマナー

　医療を行う場での接遇・マナーは、ホテルやレストランのそれとの違います。何らかの病気（の疑い）やケガをしている患者や家族は、ふだんのその人よりも、そこで働く人の見た目や言葉に敏感になります。

　このため「病気やケガがある」人の体と心がどんな状態なのかを想像する力が求められます。ただし想像するだけでは不十分です。その想像したことを気遣い、思いやりとして相手にうまく伝える技術が必要です。このための技術が病院という場での接遇・マナーです。

●接遇・マナーの5つの視点

① あなたは見られている
　人間は、情報の半分以上を視覚から得ています。多くの人が「良い看護師」としてイメージする見ため、態度でいることは、相手の安心感を増やし、あなたに信頼感を持ちやすくなります。

② 話す・伝える技術
　相手にとって嫌なことを伝えるときにも、言葉の使い方の工夫で、相手のネガティブな感情を最小限にできます。あなたの話す・伝える技術で相手の心の負担もあなたの心の負担も減らすことができます。

③ 相手を知る手がかり（観る）
　相手の表情、しぐさ、身の回りの様子は、「病気やケガがある」相手の体と心がどんな状態なのかを想像する手がかりになります。

④ 相手を知る手がかり（傾聴・共感の技術）
　あなたが想像したことが合っているかは、相手に確かめなければわかりません。相手の考えや気持ちを正確に聴くことで、相手は"わかってもらえた"、"自分の気持ちや考えを大事にしてくれている"安心感を、また、あなたへの信頼感を持ちやすくなります。

⑤ あなたの居る場所
　あなたのいま居る場所に応じて「病気やケガがある」人の体と心の状態は変わります。
　例えば、食事配膳の直前、お手洗いで出会った患者さんに「お茶がほしい」と言われたとします。お茶のワゴンは、お手洗いを出たすぐの廊下にあります。あなたはその患者さんへすぐにお茶を渡すことができます。すぐにお茶を渡せばあなたもこのあと、その患者さんの部屋へ行かなくてすみます。けれど、患者さんは用をすませたばかりのお手洗いでこれから口にするものを渡されて、良い気分はしないでしょう。

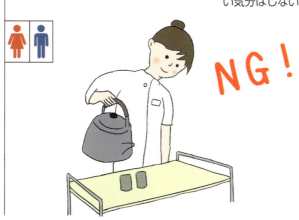

見ためでトクしよう
（あなたは見られている①）

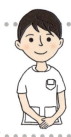
人間は、情報の約50〜60%を視覚から得ているといわれています。あなたが一般的に「看護師」として好感のもてる見ためであれば、相手はあなたに好感を持ちやすく信頼しやすくなります。具体的には、清潔で落ち着きのある髪型、衣服や持ち物などです。

➕ 2人の看護師を比べてみよう

●好感・信頼感と不快感・不信感の例

次の2人の看護師の見た目を比べてみましょう。より好感を持たれ信頼されやすいのはどちらの看護師でしょうか。また、あなたはどちらに近いですか。

良い例

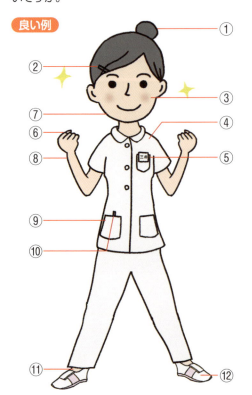

悪い例

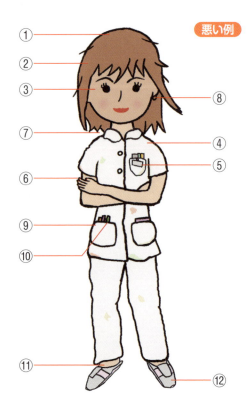

1 接遇マナーの超キホン

🟠 **良い例**

① **髪** ：髪の毛で顔が隠れない、毛先は遊ばせない
　　　　：おくれ毛やばさばさした髪はヘアクリームやスプレーでまとめる

② **ヘアアクセサリー**
　　　　：小ぶりで髪がしっかりまとまるもの
　　　　：黒、紺、茶色など髪に近い色

③ **メイク**：目（アイシャドウはつけないか淡い目立たない色、ベージュ系で控えめに）
　　　　：眉（眉毛は適度な太さで整える。眉尻を下げると優しい印象に）
　　　　：唇（淡い色の口紅、ひび割れなし、皮むけなし）
　　　　：ファンデーション
　　　　　首の色と同じになるように（崩れにくいよう下地を上手く利用）
　　　　　顔色が明るく見える程度に

④ **白衣** ：清潔で黄ばみのないもの（えり、わき、そで）
　　　　：しみ・しわ・ほつれはないか、ボタンが取れていないか
　　　　：腕まわり・ウエスト・腰まわりに少し余裕があるサイズに

⑤ **ネームプレート**
　　　　：名前が見えやすい（傾かないように）、キラキラやアクセサリーはつけない

⑥ **爪** ：短く丸く切る

⑦ **香水・コロン**
　　　　：ほのかに香る程度に（空中にシュッと吹きそこを通る程度）
　　　　：制汗スプレーは香りのないもの

⑧ **アクセサリー**
　　　　：ピアス、ネックレス、指輪は外す
　　　　　（落としたピアスなどは子どもや認知症のある方の誤飲やケガのもと）
　　　　：腕時計はつけるならやわらかい素材のもの
　　　　　（感染防止、介助時の皮膚損傷を避けるためにナースウォッチが望ましい）

⑨ **ポケット**：膨らませずに最低限のものだけ入れる

⑩ **文具・聴診器など**
　　　　：機能的でシンプルなデザインのもの

⑪ **靴下** ：白が無難だが、ユニフォームに合わせた淡い色

⑫ **靴** ：安全、疲れにくい、足音が静か、清潔で汚れや破れのないもの

🟠 **悪い例**

① **髪** ：下を向くたびに髪の毛が顔にかかる（処置中に髪の毛が創部に落下する）
　　　　：結んでいても毛先を大きく遊ばせている

② **ヘアアクセサリー**
　　　　：キラキラ、ラメ、大きなもの・色もの（派手な色）、リボン

③ **メイク**：目（目力メイク、アイライナー、カラーマスカラ、カラーコンタクト、つけまつげやエクステ）
　　　　：眉（ぼさぼさや細眉）
　　　　：唇（ふっくらリップ、濃い色の口紅、ひび割れや皮向け）

　　　　　：ファンデーション
　　　　　　厚塗り、首の色と違う（化粧を直す時間がなく夕方には崩れてまだら模様に）
　　　　　　鼻毛が出ている（ナースは下から見上げられやすく目立つ）
④ **白衣**：不衛生、えり、わき、そでの黄ばみ
　　　　：しみ、しわ、ほつれ、ボタンがない・取れかかっている
　　　　：ぴったりサイズだとかがんだとき、下着の色柄がくっきり（セクハラの危険度アップ）
⑤ **ネームプレート**
　　　　：名前が見づらい（傾いている・メモが挟まっている）
　　　　：しっかり付いていない（取れそう・落ちそう）
⑥ **爪**：長く、爪先がひっかかる、マニキュア
⑦ **香水・コロン**
　　　　：気分が悪くなるような強い匂い・変な匂い
　　　　：香りのある制汗スプレー
⑧ **アクセサリー**
　　　　：ピアス（素足で踏んだ患者が怪我する）
　　　　：ネックレス（処置中に器具にひっかかり大事故のもと）
　　　　：指輪（手洗いしても指輪と指の間に細菌やウイルスが残存する）
⑨ **ポケット**
　　　　：つめこみすぎて膨らんでいる、穴があいてボールペンの先が下から突き出ているなど
⑩ **文具・聴診器など**
　　　　：デコレーションされた筆記具（ビーズが落ちて認知機能が低下した方の誤飲につながる）
⑪ **靴下**：蛍光色、色もの、柄もの
⑫ **靴**：かかとを踏んでいる、底がすりきれて疲れやすい、足音がパタパタうるさい
　　　　：穴があいている、汚れが目立つ

●通勤時の服装

　「通勤はプライベートだから何を着てもかまわない」のかもしれません。一方で、普段着のあなたも患者や家族、またスタッフから見られています。
　病院の敷地内で露出度の高い洋服や高価なアクセサリを身に着けていると周囲から浮きます。浮いた人と思われることでセクハラ被害やいじめ、モラハラ、パワハラにあうリスクが高くなるかもしれません。
　また、患者や家族がそういったあなたを見かけて、病棟でのあなたとのギャップに"二面性のある人"、"信頼できない人"と感じるかもしれません。

●**通勤時、次のような服装は避けましょう**
① 大きなイヤリングやピアス／高価なアクセサリー
② 胸が大きくあいた服／お腹の出た服
③ 高価or派手なバッグ
④ キャミソール、タンクトップ（袖つきがよい）
⑤ 蛍光色やアニマル柄／透ける素材
⑥ ミニスカート、ショートパンツ（ひざ上はNG）
⑦ ミュール（足音が大きくなりやすく、更衣室まで歩く際に目立つ）

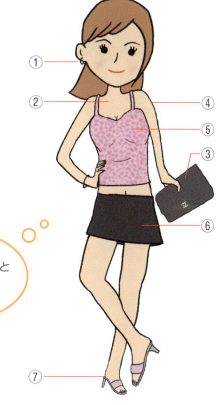

今日の私、ちょっとハデかも…。

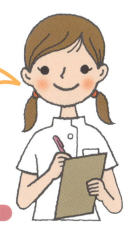

先輩の服装をチェックして、それよりも控えめにするとよいです。

新人ナース

挨拶
(あなたは見られている②)

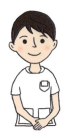
挨拶は、"あなたを気にかけています"、"あなたに気がついていますよ"と相手へ伝える手段です。その日の最初に担当患者のベッドサイドへ行ったときは「おはようございます」と笑顔で目を合わせる、廊下ですれ違うときは、ほほ笑みながら会釈する、など状況に合わせます。もし、相手から挨拶が返ってこなくても、あなたからの挨拶は続けましょう。"あなたがどうであっても、私はあなたを気にかけています"という相手へのメッセージになります。

挨拶の意味と種類

●挨拶は"あなたを気にかけています"というメッセージ

挨拶は、"あなたを気にかけています"、"あなたに気がついていますよ"という相手へのメッセージです。こちらが"あなたを気にかけている"メッセージですので、あなたから先にすることが大切です。また、あなたから相手へ伝える手段ですから、相手に伝わらない小さな声では意味がありません。かといって、大きな声をはりあげても相手がびっくりしてしまいます。相手に"あなたを気にかけています"というメッセージが優しく伝わるイメージで挨拶しましょう。

●状況によって挨拶の仕方を変える

病棟の廊下やお手洗いなど、あらゆるところで会うたびに「こんにちは」と元気に挨拶するのは、あなたも相手も気まずい思いをするかもしれません。場に合わせて挨拶の仕方を変えるとよいでしょう。

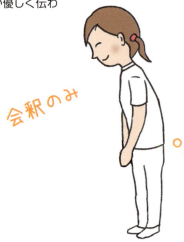

会釈のみ

お手洗いから出たばかりのとき、元気よく挨拶されるの嫌かな…。

●担当時間の最初の訪室

☑ 時間帯に合った挨拶と担当時間内の予定
➡「おはようございます」「こんばんは」など時間帯に合った挨拶をします。日勤帯で担当する患者への訪室時には「おはようございます。夕方○時まで担当の○○です。」「今日の女性の入浴時間は○時から○時です。お手伝いが必要そうなら遠慮なくお声かけください」など、何時まで担当するか、今日の出来事とケアについてふれます。

☑ 相手の話しやすい話題をプラス
➡挨拶のあとに雑談をすると、患者は親しみを持ち、あなたに話しかけやすくなるでしょう。雑談は、相手が話しやすい話題を選びます。野球好きの方であれば「ジャイアンツあと少しで優勝ですね」などです。

☑ 季節を感じる一言を
➡療養型の病院などで長期入院をされている方は、外の気候に気づきにくくなるため、天気や気候の話題を入れるのもよいでしょう。「よいお天気ですが風が強いようです。春一番かもしれませんね」などです。

☑ 挨拶は平等に
➡挨拶は、担当かどうかに関わらず、お部屋のすべての患者さんに同じようにします。なぜなら、声をかけられなかった患者は、"なぜ自分だけ挨拶がないんだ"と不安や怒りを感じてしまうかもしれないからです。担当外の患者とはゆっくり話すだけの時間がない場合、挨拶のみになります。この場合、挨拶の前に相手の名前を入れると印象が良くなります。「○○さん、おはようございます」などです。

●挨拶後に廊下ですれ違う

☑ 患者の視界にはいってから微笑みながら会釈
➡歩いている患者の横または前方から視線を合わせて、ほほ笑みながら軽く会釈します。患者の背後から突然大きな声をかけるのは避けます。患者は入院生活で筋力やバランス感覚がいつもより低下しているかもしれません。患者があなたの方を向こうと振り返った拍子にバランスを崩して転倒する恐れがあります。

☑ 良い変化を具体的に伝える
➡リハビリや体力向上のために歩いている方であれば、「毎日頑張っておられるので、安定して歩けるようになられましたね」「一昨日よりも長く歩いていらっしゃいますね」など具体的にお伝えします。このように患者の良い変化を具体的に伝えることで、患者の気持ちは前向きになりますし、"あなたを見守っています"、"気にかけています"というメッセージが伝わります。

●ベッドサイドに家族がおられる

➡真剣なお話しをなさっているようなら、視線を合わせずに微笑みながら会釈をして静かに通り過ぎます。雑談や和やかな雰囲気でお話しされているようなら、「こんにちは。本日、○○さんを担当させていただいております○○です。何かあればお声かけください」と家族へ挨拶をします。

挨拶を返してもらえないとき

●気づいたのか気づかなかったのか

気がつかなかった場合と気づいたけれど何らかの理由で返せなかった場合、故意に返さなかった場合が考えられます。

●気がつかなかった場合

あなたの挨拶の声やしぐさが小さすぎたのかもしれません。次回以降、そのときよりもやや大きめの声やしぐさで挨拶してみましょう。

●気づいたが返せなかった場合

痛みや精神状態の悪化など病状によるものか、難聴で聞こえないのか、単に目の前のことや自分の考えに集中していただけなのか、患者の状態と経過を観察し、ケアが必要かどうか査定します。

●故意に返さなかった場合

もしスタッフへの不信感などから挨拶を返されないと思われる場合は、挨拶を返さなかったことを責めるのではなく、不信感を傾聴する機会を別につくります（➡p.40〜44参照）。

●相手が無反応でも挨拶は続ける

例え相手が無反応であっても、あなたからの挨拶は続けましょう。"あなたがどうであっても、私はあなたを気にかけています"という相手へのメッセージになります。

スタッフへの挨拶

●原則は患者への挨拶と同じ

スタッフへの挨拶も原則は患者への挨拶と同じです。相手が誰かと話しているとき、割り込むように「こんにちは」と言うのは会話を妨げてしまうので避けます。あなたに気づいてもらいたい場合は、挨拶をする相手の視線の先に移動して、目が合ってから会釈をします。

●緊急時には会話を妨げてよい

患者の急変や対応が必要な失敗の報告・相談など、急を要する場合は、会話を妨げて声をかけてかまいません。この場合の先輩や上司への話しかけ方については**報告連絡相談**（➡p.94参照）を参照してください。

column 最初に「はい」と返事をする

スタッフや患者から声をかけられたら、まず「はい」と返事をする練習をしましょう。例えば、あなたが手を離せないときに、他の患者に「看護師さん、すみません」と声をかけられた場合を考えてみましょう。いきなり「終わり次第伺います」と返事をするのと、「はい。終わり次第伺います」と返事をするのとでは、印象が変わります。

先輩から話しかけられたときも同じです。「○○さん、ちょっと来てくれる？」と言われたときに、「なんでしょうか」「少しお待ちいただけますか」と返事をするよりも、「はい。なんでしょうか」「はい。少しお待ちいただけますか」たった一言「はい」をいれることで印象が大きく変わります。

より上級編の答え方は、相手の都合を尋ねるかたちで終える返し方です。例えば、「はい。いま○○をしていて、すぐには難しいです」と返すよりも「はい。いま○○をしていて、終わり次第伺いますが間に合いますか」などです。"間に合いますか"は、相手の都合を尋ねています。

これらを練習していくことで、相手もあなたも心地良いだけではなく、あなたの印象もさらに良くなっていくでしょう。

column 優先順位（ゆとりを生む工夫①）

看護師の仕事は、**多重課題**＊になることがほとんどです。多重課題への対応は優先順位をつけて一つずつ片づけていくしかありません。あなたには、あなたができることしかできません。

優先順位は、生命の危機➡悪化の危険➡時間に制限➡依頼順を基準とするとよいでしょう。

ただし、全体の業務の中で優先順位が入れ替わる場合も少なくありません。新人のうちは全体の業務から判断することは難しいため、先輩へ優先順位を確認するとよいでしょう。

➡確認の仕方は「報告・連絡・相談」（➡p.90参照）、「多重課題」（➡p.109）を参照してください。

＊**多重課題** いくつもの課題が重なって生じること。例えば、ナースコール対応で大部屋Aに向かっている途中に、他の患者に声をかけられ、背後から先輩に廊下のワゴンが危険なのですぐに片づけるようにいわれ、大部屋Bから顔を出した別の先輩から他の患者の処置を「至急手伝って」と声をかけられる、などの状況をいう。

表情、しぐさ
(あなたは見られている③)

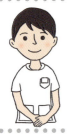
人間は、情報の半分以上を視覚から得ています。あなたの何気ないしぐさや表情はあなたの印象を大きく左右します。
貧乏ゆすり、視線を合わせない、自信のない話し方などは、相手の不安を増してあなたの印象を悪くします。落ち着いた話し方や笑顔、視線を合わせて話すことは、相手の安心を増やしてあなたの印象を良くします。

 ## 穏やかな微笑みを保つ

●微笑みを保とう

　高級ホテルのラウンジで給仕をするスタッフは、常に穏やかな微笑みを浮かべています。お店を訪れた人は、スタッフの穏やかな微笑に落ち着きや信頼、安心感を持ちます。

　病院も同じです。病院という場では、あなたの表情やしぐさは常に観察されています。無表情または眉間にしわをよせて動き回る看護師から「遠慮なくお声かけください」と言われたところで、気軽に話しかけられる患者はそう多くはないでしょう。

　そして、看護師の無表情や不機嫌を見ることで、患者はささいなことでも不安や怒りを生じやすくなります。もしそれらが高じてクレームに発展するようなことがあれば、穏やかにほほ笑む努力の何倍もの時間と労力がとられてしまうかもしれず、それは患者にとってもあなたにとっても不利益なことでしょう。

●穏やかな微笑みの作り方

　子犬や子猫などを見てほっと和むときの微笑みをイメージしましょう。実際にあなたが"かわいい"、"ほっとする"と感じる写真をラミネート加工にして持ち歩き、さっと見れるようにしておくのも良いかもしれません。

　微笑みを作りそれを保つことは、最初は大変かもしれませんが、慣れてしまえば、自然にできるようになります。

　怒りや不安などあなたの感情がたかぶったときの対応は、「あなたの気持ちのおさめ方」(➡p.113〜115参照)を参照してください。

あなたの身体の動きに気づこう

●無意識に動く身体

自分では気づかないうちに、何気なくしてしまう相手の不安や怒り、不信感を招く行動には次のようなものがあります。

自分のくせは、自分では気づきにくいものです。あなたの友人や同僚など他の人に、あなたにあてはまるものがあるか聞いてみましょう。

不信感を招く行動	患者や家族のあなたへの印象
相手の話を聴きながら繰り返し早くうなづく	早く話を終えてほしい、適当にあしらわれている
貧乏ゆすり	イライラしている、焦っている
座り方や姿勢を頻繁に変える	イライラしている、話に集中していない
ボールペンをまわしたり指を動かしたり	落ち着かない、話に集中していない
足や腕を組む	威圧感、拒否されている、イライラしている
机にひじをつく	だらしない、適当にあしらわれている
ドアの開け閉めの音が大きい	やつあたりしている、怒っている
カーテンを勢いよくシャッとしめる	やつあたりしている、怒っている
おどおどとした目　上目遣い	自信がない、不安が高い、警戒されている
聞き取れないほど小さい声	自信がない、不安が高い、警戒されている
視線が合わない	拒否されている、不安、嫌悪感
時計をちらちら見る	焦っている、イライラしている
ドアの方や他患者の方をちらちら見る	上の空、気が散っている、話に集中していない
ながら作業 例：ステーション窓口や病室で患者や家族の用件をお伺いしている最中に、点滴の片付けをする、書類を読むなど、他のことを平行して行う	話に集中していない、適当にあしらわれている、焦っている

●意識して変えよう

あなたにこれらのようなくせがある場合は、意識して行動を変える練習をしましょう。代わりになる行動を決めておくと変えやすいかもしれません。例えば、「足や腕を組みたくなったら姿勢を正す」「患者の目を見るのが怖いときは鼻の付け根を見る」などです。

●感情を抑えられずに行っている場合

あなたの感情がおさえられずにこのようなしぐさに表れている場合には、まず、あなたの感情コントロールが必要です。「あなたの気持ちのおさめ方」（➡p.113～115参照）を参照してください。

適切な言葉を使う
（話す・伝える技術①）

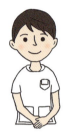
あなたの世代では"あたりまえ"の言葉は、違う世代にはまったく意味がわからない言葉かもしれません。同じように医療者だけが使う言葉は、患者にとっては意味がわからないカタカナ語です。患者や家族がわかる言葉を使いましょう。
また、あなたと患者がどんなに親しくなったとしても、患者のことは「〇〇さん」と名前で呼びます。同じように職場ではどんなに仲の良い同僚でも「〇〇さん」と名前で呼びましょう。

➕ 患者や家族がわかる言葉を使う

● あなた特有の言葉を使わない

あなたが自然に使う言葉のうち、どれがあなたの世代、学校、あなたの家族特有の言葉なのかを確かめましょう。

理解できない言葉で話されると人は不安になります。例えば、あなたが入院中に早口の外国語で一方的に何かまくし立てられたとします。あなたは外国語の正確な意味がわからず周囲に日本語がわかる人もいません。自分の治療に関わることを説明しているようなのに、内容に確信が持てないし意味がわからないのですから、あなたはきっと不安になるでしょう。また、場合によっては怒りを覚えるかもしれません。

患者があなたの言葉の意味がわからないときも同じようにあなたに不安や怒りを感じます。

● 標準的な言葉で話す

相手がわかる言葉を使いましょう。必ずしも標準語にする必要はありません。相手がわかれば、良いのです。例えば、あなたの勤める所が地方にあれば、その地方特有の方言は、あなたの病棟ではより標準的な言葉かもしれません。

あなたの世代特有の言葉は、全世代にわかる標準語に言い換えましょう。例えば、次のようなものがあります。

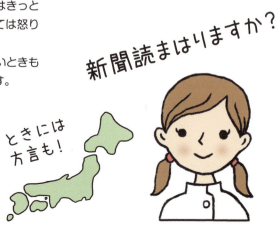
新聞読まはりますか？
ときには方言も！

▼世代特有の言葉➡標準語

世代特有の言葉	標準語	状況例
まじですか	本当によろしいんでしょうか	患者があなたを気遣った
まじですか	ありがとうございます	あなたを患者がほめた
まじですか	存じませんでした	患者があなたの知らないことを話した
ほんとですか	○○なんですね。驚きました	患者が通常では考えにくいことを話した
やばい	お買い得でしたね	患者が安くて良いものを買ったと話した
やばい	おつらいですね	患者が手術後に傷が痛いと話した
やばい	○○をするのは、○△さんの回復に悪い影響があります	患者が指示を守らなかった
ラスいち	最後の一つ	
おっつ	お疲れさまでした	
しょんどい	おつらいですね	

●医療語は一般語へ

あなたが患者や家族と話す際には、医療者だけが使う言葉は使いません。一般の人が使う言葉へ言い換えます。

例えば、次のようなものがあります。

▼医療特有の言葉➡標準語

医療特有の言葉	標準語
アナムネ	ご家族や生活のことなど、治療に必要なことを伺う
問診	いまのお身体の状態やこれまでの経過について伺う
検尿	尿の検査
入オリ	入院にあたって病棟のご案内
ムンテラ	医師からの説明
リハ	リハビリ（元の身体に近づくための訓練）
オペ	手術
抜糸	糸をぬく
清拭	お身体を拭く
足浴・手浴	足だけお湯につかって洗う、手だけお湯につかって洗う
既往	これまでかかった病気やケガ
現病	現在、治療中の病気やケガ
腹水	おなかにたまった水
悪寒	寒気
浮腫	むくみ

誤嚥	誤って気管内に入る
汗疹	あせも
嘔吐	もどす、吐く
悪心	吐き気
びらん	ただれ
水泡	水ぶくれ
褥瘡	床ずれ

親しくなっても「○○さん」

●患者の呼称は「○○さん」

ご高齢の患者さんから「あなた私の孫みたいでかわいいわ」などとお声かけいただいたからといって、その患者を「おばあちゃん」「○○ちゃん」など、その方の尊厳を傷つけるような呼称で呼んではいけません。「○○さん」と呼びます。

「おばあちゃん」「○○ちゃん」など"甘える"ように呼称して接することで、あなた自身その方への甘えがでて、思いがけないミスにつながりますし、そう呼ばれた患者は、"看護師としての責任をもって仕事をしてくれるのだろうか"、"慣れ慣れしい"、"礼儀を知らない失礼な看護師だ"などと、不安や怒りを持つかもしれません。

●職場では「○○さん」

同僚や先輩と仲良くなり、プライベートではニックネームで呼び合うようになっても、職場では、「○○さん」と名前で呼び合います。ニックネームや「○○ちゃん」などで呼び合うと、周囲からは、両者ともに職場と私用とを分けられないいいかげんな人だと思われ、信頼を失ったり馬鹿にされたりするかもしれません。

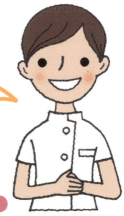

○○ちゃんと呼んでしまうと患者も家族もみじめな気持になります。

先輩ナース

段取り（ゆとりを生む工夫②）

「段取り八分仕事二分」という言葉をご存知でしょうか。仕事の段取りをきちんとしておけば、その仕事の80％は終わったも同然、という意味です。つまり、あらかじめ仕事の流れを整理し、想定されることへ備えておくことの方が、実際に仕事を行うことよりも重要ということです。

具体的には、今日の検査や手術、処置、入退院、診察の予定は何時からどの患者か、担当患者の観察ポイントや前処置やケアはいつまでに何をするのか、そのケアやケアの準備にはいまの自分ではどのくらいの時間がかかるか、などを時系列で整理し、患者の希望や予定変更などを想定して対応を考えておくことに相当します。

慣れないうちは、これらを頭の中で整理するのは難しいでしょう。新人のうちは、自分の勤務時間帯の申し送りが始まる前に、情報収集して、あらかじめ以下のようなシートに整理した上で申し送りを聞き、その日の仕事に臨み、状況に応じて修正するなど工夫しましょう。

また、ナースコールや先輩からの依頼で作業を中断した際には、それまで何をしていたかを下記にメモしておくことで、後で忘れずにそれらを再開することができます。

時間	患者（部屋番号）	処置・ケア	定期的に声かけ・見守り	備考
8:45～9:10	担当ラウンド①（205、206、207、201）	担当患者へ挨拶と処置・ケアの予定確認 バイタル カルテチェック要する人メモ	○一△夫さん：転倒、声かけ、ベッド高さ、床の物、床頭台物とりやすさ △山□男さん：不安、睡眠、表情、水分摂取促し	➡昨晩のトイレ状況（申し送りで確認）➡処方変更（申し送りで確認）
9:10～9:50	○花△子さん（206）	検査前処置：準備10分、処置20分、片付け10分		
9:50～10:00	記録	担当患者バイタル、○花さん記録		
10:00～10:10	○○さん（207）△○さん（205）□さん（206）	カルテから情報収集：看護計画用		
10:10～10:20	担当ラウンド②○一△夫さん（201）○○さん（207）△○さん（205）□さん（206）	➡清拭再度勧める ➡バイタル再検 ➡排泄確認 ➡飲水促し	○一△夫さん：転倒、声かけ、ベッド高さ、床の物、床頭台物とりやすさ △山□男さん：不安、睡眠、表情、水分摂取促し	
10:20～11:10	○一△夫さん（207）	清拭・足浴：準備10分、清拭20分、足浴10分	水分摂取促し	
11:30～	○花△子さん（206）	バイタル後、検査つきそい	準備：車いす、カルテ、温度版 申し送り：○○、△△	
11:10～11:45	午前中予備時間※	※予定外の仕事が生じた際に時間をずらせるよう予備時間をとっておく		
11:45～		配膳準備		

敬語
（話す・伝える技術②）

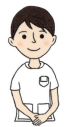

敬語には、尊敬語、謙譲語、丁寧語があります。これらを適切に使うことができれば「きちんとしている」「信頼できる」印象を相手に持ってもらいやすくなります。
最初のうちは、使うことに違和感を覚えるかもしれません。しかしいったん身に着けてしまえば、美しい言葉づかいで話せる自分により自信を感じられるようになるかもしれません。

敬語を使おう

●尊敬語（自分からみた相手の行動）

尊敬語は、あなたが相手の行動を表現するときに使います。

行動	尊敬語
する	される なさる
言う	おっしゃる
食べる	召し上がる
来る	いらっしゃる お見えになる
行く	いらっしゃる
見る	ご覧になる
聞く	お尋ねになる お聞きになる
居る	いらっしゃる

●謙譲語（相手からみた自分の行動）

謙譲語は、あなたの行動を（相手を敬いながら）表現するときに使います。

行動	謙譲語
する	いたす
言う	申し上げる
食べる	いただく
来る	参る 伺う
行く	参る 伺う
見る	拝見する
聞く	伺う 承る
居る	おる（使用例：部屋におります）

●丁寧語

丁寧語は、あなたが、相手に対して直接に敬意を表するときに使います。

行動	丁寧語
わかりました	かしこまりました 承知いたしました
ごめんなさい	失礼いたしました 申し訳ありません
どうですか？	いかがですか？
すみません	恐れ入ります
ちょっと	少々
いま	ただいま

行動	丁寧語
前に	以前に
あとで	のちほど
すぐに	さっそく
こっち	こちら
そっち	そちら
だれ	どなた
とても	大変
じゃあ	それでは

●身内は呼び捨て

患者さんの家族から担当医についてお問い合わせをいただいた、次のような会話があります。

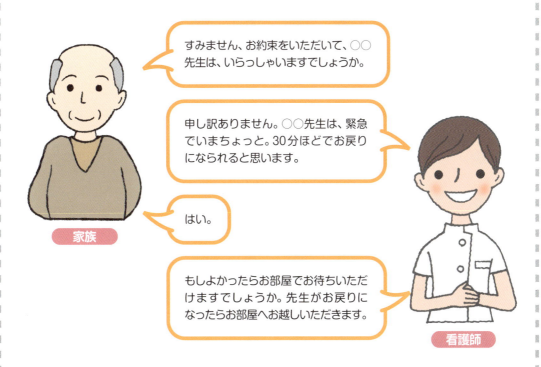

家族：すみません、お約束をいただいて、○○先生は、いらっしゃいますでしょうか。

看護師：申し訳ありません。○○先生は、緊急でいまちょっと。30分ほどでお戻りになられると思います。

家族：はい。

看護師：もしよかったらお部屋でお待ちいただけますでしょうか。先生がお戻りになったらお部屋へお越しいただきます。

みなさんは上記の看護師のどこか誤りか、お気づきになられましたでしょうか。正しくは次のようになります。

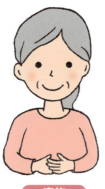

すみません、お約束をいただいて、○○先生は、いらっしゃいますでしょうか。

家族

○○でございますね。お約束をいただいておりましたのに申し訳ありません、○○は緊急の用でただいま席を外しております。30分ほどで戻る予定です。

はい。

もしよかったらお部屋でお待ちいただけますでしょうか。○○が戻りましたら、お部屋に伺わせます。

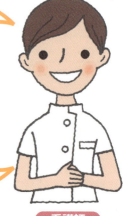

看護師

　医師は病院内のスタッフですので、身内です。お客様の立場である患者や家族に対して、医師へ尊敬語を用いるのは誤りです。院長や看護部長など高い身分であっても同じです。院内の者の呼称は呼び捨て、お客様の立場である患者や家族に対しては、謙譲語を用います。

　なお、もし役職をつける場合は、「看護部長の○○」など、名前の前につけて呼びます。

column

とにかく丁寧にすればいい？

　敬語を意識するあまり、とにかく丁寧にしたらよいというわけではありません。次のように言われたらどうでしょう。「本日の手術の成功を誠におめでたく存じお喜び申し上げたてまつります」。

　相手は意味がわからないでしょうし、日本語としても奇妙です。

　接遇・マナーで最も重要なのは、"相手への気遣い"が"相手に伝わること"ですから、丁寧すぎて相手に伝わらないと、本来の接遇・マナーの目的を損なってしまいます。

提案、依頼、尋ねる、説明
（話す・伝える技術③）

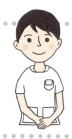

こちらからの提案や依頼、お尋ねする際には、上から指示、確認しているようにとられないよう、伝え方には配慮が必要です。
また、患者への説明は具体的でわかりやすいだけでなく、丁寧でなければなりません。提案、依頼、お尋ね、説明をする場合の上手な伝え方を覚えましょう。

許可を得る、ご提案する

● **「～してあげる」は避ける**

「食事をもってきてあげますね」など、「○○してあげる」は、敬語を使えていないだけではなく、上から目線の不快な印象を与えます。正しくは「お食事をお持ちしてもよろしいでしょうか」などです。

● **脅しや一方的な言い方は避ける**

「いま頑張らないと一生歩けなくなりますよ」「歩かないとダメですよ」など、脅しや一方的な言い方は、不快な印象を与えるだけでなく相手の意欲をそぎます。
「歩いてみるのはいかがでしょう」または「一般にいまの○○さんくらいですと歩かれた方が回復が早いようです。歩いてみるのはいかがでしょう」など、言葉の最後に"いかがでしょう"をつけて、提案のかたちで終わるようにします。

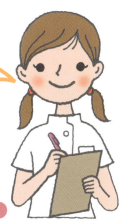

提案のかたちで終えると、相手の意思を尊重する印象になるんですね。

新人ナース

依頼する

●クッション語＋依頼の言葉で終える

「○○してください」「○○をやってください」など"○○ください"で語尾を終えると、上から指示している不快な印象になります。「お手数ですが、○○をお願いしてもよろしいでしょうか」「おつらいところ申し訳ありません。○○をお願いしてもよろしいでしょうか」など"クッション語"＋依頼の言葉で終えることが望ましいでしょう。

●短い言葉で依頼したい場合

相手の聞き取る力が弱い場合など、より短い言葉でお願いしたい場合には、「下を向いていただけますか」「こちらにご住所をお書きいただけますか」などがよいでしょう。この場合も前述と同じように"いただけますか"の依頼の言葉で終わっています。

●クッション語とは

言葉の最初につけるとクッションになる丁寧語には、次のようなものがあります。これらを入れるだけで印象が変わります。

●御礼を忘れずに

相手に依頼を受けていただいた際には、必ず「ありがとうございます」と御礼を申し上げます。

●切れ目なくお話しされる方へのさえぎり方

連続して切れ目なくご自身のお話しをされ、こちらの言葉を挟む余地のない方へは「ちょっといいですか」「聞いてください」とつい強い口調になりがちです。こういうときこそ「申し訳ありません。私の方からお話ししてもよろしいでしょうか」「恐れ入ります。いったんお聞きいただけますか」丁寧にかつゆっくりとお伝えします。

なお、お話が長くて切ることが難しい患者については、**話の終わらない患者**（➡ p.133参照）を参照してください。

恐れ入りますが	申しわけありませんが
差し支えなければ	よろしければ
ご面倒ですが	お手数をおかけしますが
ご面倒でなければ	もしできましたら
ご足労をおかけしますが	突然のお願いで恐縮ですが
こちらの都合で申し訳ございませんが	失礼ですが
申し上げにくいのですが	おたずねしたいのですが
たいへん心苦しいのですが	私の思い違いでしたら申しわけありません
おっしゃるとおりと存じますが	念のため
お気持ちはありがたいのですが	残念ながら

尋ねる

●「どうなさいましたか？」

「どうしたの？」「何？」など、子どもへ話すように尋ねるのは、不快な印象を与えます。正しくは、「どうなさいましたか？」です。

正しく敬語を使いましょう。

●患者自身のことを話せるように尋ねる

「いま痛いですか？」など言い切りで語尾を終えると、冷たい印象になるだけではなく、痛いか痛くないかの「はい」「いいえ」で答えるしかなくなります。

この場合、どのように痛いのか、患者が説明してくれる機会を奪ってしまうおそれがあります。「痛みはどうでしょう」「いまご心配なことは何でしょう」など、「はい」「いいえ」で答えられない質問をします。こうすることで、患者が自分の状態を自由に話しやすくなります。

●話すことが難しい患者に尋ねる

患者の痛みがひどいなど、話すことが難しい状態にある場合は、「いまおつらいと思いますので、簡単にお尋ねいたします」など断った上で、「傷口は痛みますか？」「ご心配なことはありますか？」など、「はい」「いいえ」で短く答えられるようにします。

ただし、この場合は、患者からは話してくださいませんので、あなたがいまの患者の状態を予測して尋ねる力が必要です。

わからない場合は、どんな症状や気持ちが起こりうるか勉強したり先輩に確かめた上で尋ねましょう。

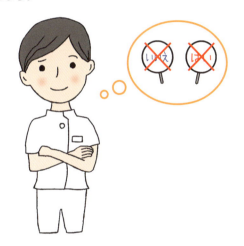

 column

NG言葉 「先生のご都合で決まります」

担当医からの病状や治療の説明の日程調整を看護師がする場合があります。この場合どんなに忙しい医師であっても、患者や家族に「先生のご都合で決まります」などと言ってはいけません。

担当医は身内ですので、"ご都合"と敬語を用いた言い方も誤りですし、担当医へ都合を合わせるのが当然だというたいへん失礼な印象になります。患者や家族を不快に、場合によっては怒りを生じさせてしまうでしょう。この場合は、「候補となる日が少なくてたいへん申し訳ありません。○日の14時か△日の10時ではご都合はいかがでしょうか」「ピンポイントのお願いでたいへん恐縮ですが、○日の14時ではご都合いかがでしょうか」候補日が少ないことへの謝罪やクッション語を添え、相手の都合を伺うかたちで言葉を終えます。

説明する

●依頼、説明、質問を受ける順で

「明日の検査のために下剤を飲みます」など、言い切りの口調で言われたら不快になる患者は少なくないでしょう。次のような手順で説明するとよいでしょう。

① 患者に時間をとっていただく依頼をします。
「明日の検査について説明申し上げたいのですが、10分ほどお時間をいただけますか」
患者の都合がよければ説明を始めます。
② 何についての説明かを述べます。
「明日の大腸検査のために今日することを説明申し上げます」
③ 具体的な説明をします。途中、「ここまででご心配なことはございますか」など、患者が質問や不安を話す機会をつくります。

●患者の理解が不十分だと感じたとき

患者の理解が不十分だと感じたときには、再度説明します。その際は、"念のため"と頭につけると申し上げやすいでしょう。

☑ 再度の説明
➡「念のためにもう一度説明させてください」「念のために、補足させてください」
☑ 重要な点を再度説明
➡「念のためにご注意いただきたい点を申しあげたいと思います」
☑ より簡単な方法を説明
➡「念のために別のやり方でもご説明いたします」

●「例えば」をつける

患者が理解しやすいように、「例えば」をつけると説明はよりわかりやすくなります。
「5時間かけて点滴をします」のあとに、「○○さんと同じ点滴をされている方では、例えば点滴が終わるまでに、このくらいの文庫本を読み終わる、とおっしゃっていました」など、患者がイメージしやすい例をつけ加えます。

●動作の直前に一動作につき一つずつ説明

患者に何かをしていただく場合の説明は、全体の概要を説明したあとに、動作の直前に一動作につき一つずつ説明すると、"相手が説明を覚える負担"を軽減できます。例えば、次のように説明します。

例 ベッドから車いすへの移動

① 患者の行う動作全体を説明します。

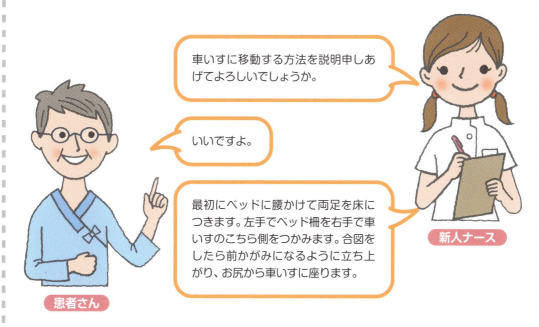

② 再度お声かけすることを申し上げた上で、患者が疑問や心配を表出する機会をつくります。

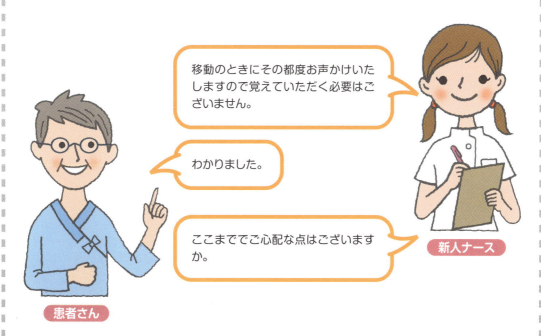

③ 実際に移動する際には、一つずつの動作を行う直前に短く伝えます。
患者の動きに合わせて、次の動作を短く伝えます。
「柵を左手でつかみます」「下を向きます」「前のめりになるように立ち上がります」などです。

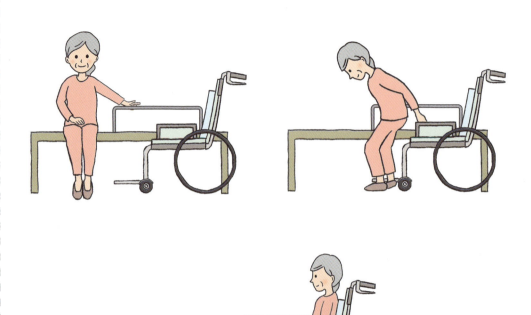

途中で動作の直後に「いいですね」「上手くできています」と声をかけると、患者の不安は軽減します。

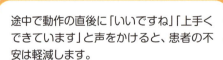
先輩ナース

違いを観る
（相手を知る手がかり①）

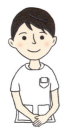

相手に気遣いを伝える接遇・マナーも、看護と同じく観察が大切です。患者の表情、しぐさ、ベッド周囲や床頭台などを観ることで、患者の心身の状況、考え、気持ちなどを想像します。
観察した内容からそれらを想像するコツは、「違い」に注目することです。違いというのは"ふだんの生活と入院生活との違い"、"昨日と今日との違い"などです。

「観察」は接遇・マナーでも重要

●観察して「想像」し、「予測」する

看護では患者の"正常と異常の違い"と"異常に対する人間の反応"を中心に観察しますが、接遇・マナーでは、これらに加えて、病棟で生活する患者の考えや気持ちも「観察」して「気遣い」ます。患者の考えや気持ちも含めて観るためには、患者のベッド周囲や床頭台、患者の表情、しぐさの変化から、それらを「想像」したり「予測」したりする練習が必要です。

例えば、サッカーの話をしたときに嫌な表情をしたため（サッカーは嫌いなのかな、と想像して）「サッカーはお嫌いでしょうか」と尋ねたところ、「嫌な想い出があるんだよ。嫌いなんだ」とおっしゃられたなら、それ以降は、サッカーの話題を出すと（患者は嫌なことを思い出す）と「予測」して、その方とはサッカーの話題を避けます。

●観察のコツ

ある一時点を観察しただけでは、それが何を意味するのかわかりません。

例えば、いつも不機嫌な方が今日はとてもニコニコされている、例えば、いつも朝6時に起きる方が今日は朝食になってもベッドでごろごろしているなど、「ふだんの様子」や「昨日の様子」と違いがあるかを比べます。入院して間もない方であれば、「入院前のふだんの生活」との違いに注目します。

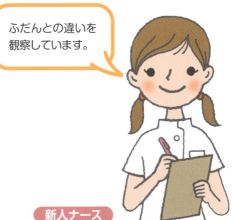

ふだんとの違いを観察しています。

新人ナース

看護と接遇・マナーの「観察」

●健康な身体との違い、前の観察との違いを観る（からだ編）

身体の異常がその方の考えや気持ちに変化をもたらしていることも多いでしょう。看護の観察は、接遇・マナーの観察のための基礎となります。

ここで復習も兼ねて観察するポイントを確認しましょう（ヘンダーソンの14の基本的欲求を参照）。

●身体の観察ポイント

① **危険を避ける、他者に危険を及ぼさない**
- ふらつき、転倒のリスクがある場所、ルート類にひっかかる（自宅／入院中）
- 認知機能／せん妄、創部、感染（手洗い、面会）、生化血算（CRP、WBCなど）

② **呼吸**
- 呼吸数、息切れ、咳、痰、呼吸音、SPO_2、肺雑音、チアノーゼ
- 喫煙歴、アレルギー、大気汚染

③ **飲食**
- 水分摂取量、食事の摂取量（方法：自宅／入院中）
- 身長体重（BMI）、食欲、活動量とのバランス
- 嚥下機能（飲み込む力）、むせる力
- 口腔内（歯、歯肉、舌）
- 嘔気、嘔吐（生化血算；TP、Alb、TG、Hbなど）

④ **清潔**
- シャワー、入浴回数・方法（自宅／入院中）
- 創傷、骨折、麻痺の部位と程度
- 鼻腔、口腔、爪などの清潔
- 排泄（尿・便失禁、発汗、嘔吐）による汚染

⑤ **衣類、着脱**
- 運動機能（ボタン、着脱）、認知機能、活動意欲
- 創傷、骨折、麻痺の部位の程度
- 点滴やドレーン
- 発熱、寒気、温度調節（気温に適した服装）

⑥ **睡眠と休息**
- 睡眠時間、睡眠障害（入眠困難、中途覚醒、早朝覚醒）、睡眠薬使用の有無
- 痛み、かゆみ、疲労、安静度、騒音、刺激への過敏性、入院環境への適応

⑦ **身体の位置を動かし、よい姿勢を保つ**
- ADL（日常生活動作：転倒リスクを含む）、安静度
- 創傷、骨折、麻痺の部位・程度
- 点滴やドレーン
- 認知機能、生活習慣（自宅／入院中）
- 睡眠薬使用の有無、鎮静薬がADL（日常生活動作）や転倒リスクに与える影響

⑧ 排泄
・排泄回数・量・形状、尿意、便意
・排泄方法（自宅/入院中：オムツ、ベッド上、ポータブル、自室、共同トイレ）
・発汗、呼吸数、嘔吐（in-outバランス）、麻痺
・腹部膨満、腸蠕動音（生化；BUN、クレアチニン、GFIR、Na、K、Clなど）

● 身体編の「観察」

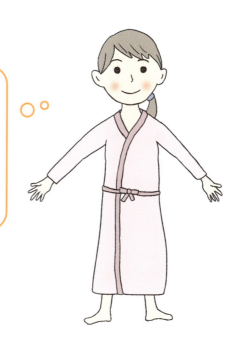

① 危険を避ける、他者に危険を及ぼさない
② 呼吸
③ 飲食
④ 清潔
⑤ 衣類、着脱
⑥ 睡眠と休息
⑦ 身体の位置を動かし、よい姿勢を保つ
⑧ 排泄

話し上手なあなたへ

　ときどき、話し上手な医療スタッフが、患者を笑わせている場面を見ることがあります。ユーモアは沈みがちな患者の気分を明るくしてくれるので、あなたにそのような技術があれば強みだと思います。

　しかしながら、ときに"私は話し上手"と思っているスタッフが一方的に話し続けている相手の患者の表情が硬くなっていることがあります。"あなたが楽しいか"ではなく"患者がどう感じているか"が重要です。患者の表情やしぐさから考えや感情を想像する練習をしましょう。

　患者があなたの一方的な話を聞いて表情が硬いと感じたのであれば、「○○さんのお話を伺いにきたのに、私の話をしてしまいました、申し訳ありません」と謝罪した上で、「良かったら○○についてお話しを伺えますか」など、本来の目的の話や相手が話しやすい話題に変えましょう。

●前の観察との違いを観る（考えと気持ち編）

　身体の異常から表情やしぐさ、活動に影響を与えている場合も少なくありません。精神（気分や考え方）が異常をきたしていることもあります。それらを「想像」して「悪化」を予測し、防ぐことは、看護でもあり、その一部は接遇・マナーでもあります。

　また、身体の異常とは無関係に入院や病気に対しての生活、考えや気持ちに苦痛を感じている場合もあるかもしれません（ヘンダーソンの14の基本的欲求を参照）。

●気持ち・考えの観察ポイント

① **気持ち・気分**
　・表情、しぐさ、出来事による変化（例：家族の面会後、泣いている）

② **他者との交流**
　・家族、医療スタッフとの関係性
　・他患者との交流、面会者の来訪、入院前の交流
　・交流の妨げになる要因
　例：視力（眼鏡、コンタクト）、聴力（補聴器）、口臭（義歯）

③ **価値観**
　・信仰：生活習慣への影響（例：信仰により豚肉は食べない）
　・治療法の選択、意思決定（例：痛みを避けたい、痛みがあっても治る可能性があるなら何でもする）
　・大事にしていることは何か（例：家族との時間、仕事、自分の趣味）

④ **社会的役割・社会的地位**
　・職業、家庭での役割（入院・病気、怪我が与える影響／役割の変化を余儀なくされる場合の適応）

⑤ **遊び・達成感**
　・休日の過ごし方（自宅／入院中）
　・入院中の気分転換の方法
　・ADL（日常生活動作）、認知機能、運動機能、趣味

⑥ **年齢、発達、学習**
　・実年齢、発達段階（発達理論：ピアジェ、エリクソン、ボウルビィ、マーラーなど）との比較
　・病気・ケガや入院目的への理解の程度
　・認知機能、学習意欲、学習機会への家族の参加

●気持ち・考えの「観察」

- 家族 友人
- 将来
- 入院生活
- 担当医、担当看護師などスタッフ
- 仕事 遊び 勉強

傾聴、共感の技術
（相手を知る手がかり②）

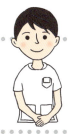

これまであなたは"傾聴"という言葉を何度も聞き、行ってこられたかもしれません。傾聴が不得手な方は特に意識して共感の技術を使って、相手の考えや気持ちを正確に理解できるよう練習しましょう。

傾聴

●練習すればうまくなる

傾聴は技術です。技術ですので練習すれば上手になります。

患者や家族に限らず、同僚やときには先輩、上司に対しても傾聴することで良い関係性を築きやすくなります。傾聴が上手くできることはあなたにとっての生涯の武器になるかもしれません。

●得手不得手は運

人間は学習する動物です。もし、あなたが子ども時代のご家庭で"聴いてもらった""解ってもらえた"ご経験が豊富であれば、相手の話をどう聴くと"聴いてもらった"と相手は感じるのか学習し、"傾聴"は、ある程度自然に身についておられるかもしれません。

あるいは、あなたがご家庭で"聴いてもらった"経験が乏しく「なんでできないの」「○○だからダメなのよ」といった批難や批判を主としたご経験が豊富であれば、同じように人の欠点や矛盾を指摘し、相手の問題を決めつけやすいかもしれません。

または、そもそも他者の感情や考えにあまり関心がない方もおられるかもしれません。特に後者の2つに心当たりがある方は、意識して傾聴を練習をする必要があるかもしれません。

なお、子ども時代にまわりの人にどう接してもらえたかは、あなたの子ども時代の社会や経済状態、あなたのご両親の職業や生活状況、住んでいた地域など、様々な状況が背景にあり、これらはあなたにはどうしようもできないことだったはずです。したがって、あなたが子ども時代にどういう経験ができたかというのは、「運」です。

つまり、傾聴が下手だからといってあなたが悪いわけではなく、上記のような傾聴に不利な学習をしてこられただけなのです。

誰かの話を傾聴しようと努めても、技術が伴わず、結果的に相手に不快な思いをさせて、がっかりしてばかりだった方もおられるかもしれません。しかし、諦めることはありません。いまできなくても、これから練習してできるようになればよいわけです。

次項で、具体的にどうすればよいのかを解説します。できそうなことから日々練習してみましょう。

技術としての共感

●傾聴の技術としての共感

傾聴することで最も大切なのは共感です。本書でいう共感とは、「相手の状況や考え、気持ちを正確に理解できるまで聴くこと」です。

共感とは何かという専門的なことは書籍や論文がたくさん出版されておりますので、そちらを参照してください。ここでは、"傾聴"に必要な技術としての共感について説明していきます。

●重要な言葉を探す、繰り返す

●相手にとって重要な言葉を繰り返す

技術としての共感で最も簡単なのは、重要な部分について"相手の言葉を繰り返す"ことです。
例えば、次のような会話です。

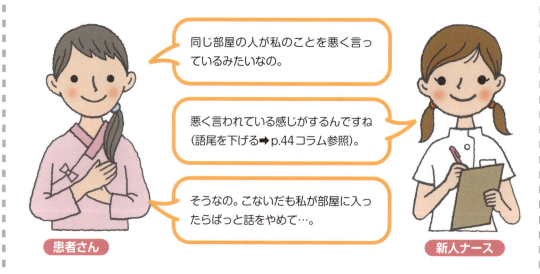

自分の言葉の重要な部分を繰り返してもらったとき、人は一般に"聴いてもらえた"、"わかってもらえた"と感じます。

ただし、会話のすべての言葉を繰り返すのは避けましょう。相手を馬鹿にしているような印象を与えてしまう場合があります。代わりに「はい」「そうだったんですね」など、合いの手を入れて相手の話を促します。

●重要な言葉を探す

相手が最も伝えたいと思っている言葉は何かを考えながら話を聞きます。患者が何度も繰り返し口にする言葉や、感情を伴う言葉は、患者にとって重要な言葉であることが多いでしょう。そう感じたときには、その言葉を繰り返してみましょう。

相手が「そうなの」と深くうなづくなど同意を示した場合は、あなたの思ったとおり、重要な言葉であった可能性が高いでしょう。

1 接遇マナーの超キホン

●想像した相手の感情を伝え返す

●相手の感情を伝え返し、あなたの想像が合っているか確かめる

次に、"相手の感情を伝え返す"技術です。

これ以降は、共感「相手の状況や考え、気持ちを正確に理解できるまで聴くこと」のより具体的な技術をご紹介していきます。

例えば、次のような会話です。

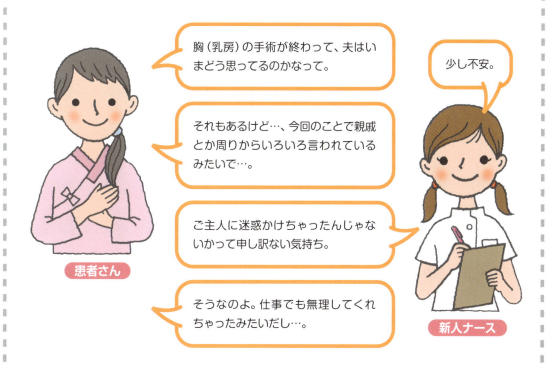

患者さん：胸（乳房）の手術が終わって、夫はいまどう思ってるのかなって。
新人ナース：少し不安。
患者さん：それもあるけど…、今回のことで親戚とか周りからいろいろ言われているみたいで…。
新人ナース：ご主人に迷惑かけちゃったんじゃないかって申し訳ない気持ち。
患者さん：そうなのよ。仕事でも無理してくれちゃったみたいだし…。

相手はどんな感情を感じているのか①想像して、それが合っているか確かめるために②伝え返します。この場合は、"夫はどう思っているか"とおっしゃっているのですから、"乳房の形が変わったことをご主人にどう思われるか不安に感じてらっしゃるのかな"と想像できます。想像できた感情を「少し不安」と伝え返し確認します。

この場合は、"それもあるけど…"と返答しておられるので、患者の感情は"不安"ではない別のものであるとわかります。患者は"（夫が）周りからいろいろ言われている"ことを気にしている様子なので、自分が病気になったことによる夫への罪悪感が想像できます。そこで罪悪感をわかりやすい口語になおして「申し訳ない気持ち」と伝え返して想像が患者の気持ちと合っているか、さらに確認します。次は、「そうなのよ」と同意されました。ここではじめてあなたは、いまこの方は夫への申し訳なさがあるんだなと、患者の気持ちを理解できました。

●想像が誤っていれば、相手が正してくれる

このように、あなたの想像がもし外れた場合はふつう、相手は"いや、そうじゃなくて、私の言いたいことはこうなの"と相手の気持ちや考えにぴったりくる説明をしなおしてくれます。これは、人には"誤りを正したい"という心理学的な反射があるからです。この反射によりあなたのした想像が誤っていたとしても、その想像を言葉に出して確認することで、"いやいや、そうではなくて"と相手はあなたが正しい理解ができるように説明をしなおしてくださいます。この反射によってあなたは患者の気持ちをより正確に理解することが可能となります。

●想像した相手の考えや状況を伝え返す

●相手の考えや状況を伝え返し、あなたの想像が合っているか確かめる

　患者の考えや状況を伝え返すことで、患者が具体的にどんな状況で何に対して心配なのかも明らかにすることができます。

　例えば、以下のような会話です。なお、今度は、＜　＞内に看護師の考え（想像したこと）を併記しています。

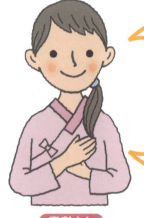

患者さん：退院しても大丈夫なんでしょうか？

新人ナース〈大丈夫かと聞いているのだから、何か心配なことがあるんだろうか？〉

新人ナース：何かご心配なことがあるんですね。

患者さん：ええ。手術からまだ数日しかたっていないのに大丈夫かなって。

新人ナース〈まだ数日しかたってないから心配なことってなんだろう。傷口のことかな？〉

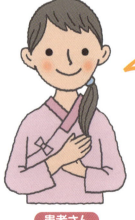
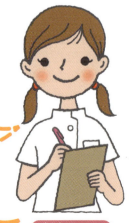

患者さん：傷口が開いたらどうしようと。

患者さん：家事とかどれくらいしてもいいのかとか、帰ったら無理しちゃうかなって。

新人ナース〈無理しちゃうと言ってるのだから、急に元の生活に戻れないことはわかってるのかな。家族が家事を手伝ってくれないんだろうか？〉

新人ナース：ご家族にはお願いしづらい感じ。

1 接遇マナーの超キホン

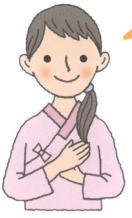

患者さん: 今回のことで迷惑かけちゃったし。退院したのに、遅く帰ってきて食事を作ってもらえないわ。洗濯だって今は夜干しているみたいだけど、朝干したいし。

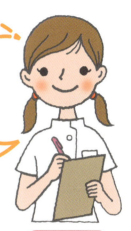

新人ナース（心の声）: 家族にこれ以上迷惑かけたくないし、ご本人としてはすぐにでも元の生活に戻りたい、なのに術後まだ日も浅いしそれは難しいし…、もどかしいようなお気持ちなのかな？

新人ナース: ご家族に迷惑かけちゃって申し訳ないお気持ちがあって、元の生活に早く戻せたらと思われるんですね。一方で、まだ手術から日が浅く無理もできないのがもどかしい。

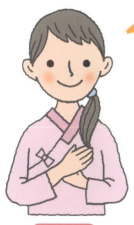

患者さん: そうなのよ。どのくらいが無理で無理じゃないのかもわからないし。

新人ナース（心の声）: どのくらいずつ家事を増やしたらいいかわからないのも不安なんだな。

新人ナース: もしよかったら、どのくらいのペースで家事を増やしていけそうか、一度お時間をとって話し合うのはいかがでしょうか？

患者さん: あら、そんなことしてもらえるの？お願いしようかしら。

①想像する、②想像したことが合っているか伝え返して確認する、という手順で伺うことで、「退院しても大丈夫なんでしょうか」と発言した患者の気持ちや考えを明らかにすることができました。患者は、自分にもどかしさを感じていること、退院後どのくらいのペースで家事を増やしたらいいのかわからないことが心配だと感じていました。

● **理解した上であなたのできるケアを提案する**

正確に理解できてはじめて相手に自分のできるケアを提案します。指示ではなく提案です。患者のことを決める権利があるのは最終的には必ず患者ご本人です。したがって、あなたの考えである提案は、上記例のように「もしよかったら」「いかがでしょうか」など必ず依頼のかたちで伺います。

● **話を要約する**

● **ときどき、話をまとめる**

話が一区切りついたり、1～2分続けて患者が話し続けているようであれば、特にご本人が重要と思っておられる内容を含めて、これまでの話を要約し（まとめ）ます。

例えば、「これまでのお話をまとめると、同じお部屋の方が○○さんのことを悪く言っている、無視している、物を隠された感じがあって、居心地が悪いし、一人でお部屋にいることが怖くていらっしゃる」などです。

患者は、あなたが"話をちゃんと聞いてくれた""わかってくれた"と感じるとともに、自身が話した内容の要約（まとめ）を耳から聞くことで、ご自分がどう考えてどんな気持ちなのか考えが整理されます。

● **「沈黙」はぐっとこらえて黙って待つ**

相手が考えているときや沈黙しているときは、黙ったまま待ちます。考えておられるのかもしれませんし、少し静かに休みたいのかもしれません。相手の沈黙は一般的にこちらを不安にさせますが、何か話したくなる衝動はぐっとこらえてください。相手が何かを話しはじめたら、再度、上記の技術で共感しながら傾聴を続けます。

● **アドバイスや提案は原則「しない」**

相手に自分の考えや気持ちを尊重されていると感じていただいたまま、相手の考え方や行動へのアドバイスや提案をすることには、より高度な技術が必要です。傾聴をする際には、原則、アドバイスや提案はせずに、共感の技術を用いてお話を伺います。

語尾を下げる

想像を伝え返すときに、言葉の語尾を下げます。語尾が上がると質問に聞こえるため、相手に「詰問されている」「答えを要求している」印象を与えてしまことがあります。反対に語尾を下げることで、あなたの想像したことを「確認している」「理解しようと相手に歩み寄っている」印象が高まり、相手はより話しやすくなります。

例えば、語尾を上げて「悪いと思っている？」の質問調と語尾を下げて「悪いと思っている」の口調とを比べてみてください。前者は責めている印象に、後者は相手の考えを確かめる印象になります。

あなたの居る場所

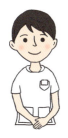
あなたにとっては、職場という公の場ですが、患者にとって病棟は生活の場です。あなたの自宅のトイレで飲み物を渡されることはないように、あなたもお手洗いで患者にお茶を渡してはいけません。
あなたの部屋に知らない間に得体のしれないものが置いてあったら"怖い"、"気持ち悪い"と感じるでしょう。事前の断りなしに、患者のベッドに物を置いたら、患者が戻ったときにどのように感じるでしょうか、想像してみましょう。

病棟は患者の生活の場

●あなたの家のその場所だったら…

あなたは、トイレに飲食物を置く、逆に排泄物を食堂や洗面所に置くこともないでしょう。それらを想像すると汚いような不快感を覚えませんか。また、自宅の廊下に大きなワゴンが置いてあり通りにくかったら、不便だし、転んだらどうするんだと怒りさえ感じるかもしれません。さらに、自分の部屋に他人が急に入ってきたら、あなたは怖いとか気持ち悪いと感じられるのではないでしょうか。

●あなたが患者だったら

入院中の患者になったつもりで、次のような看護師の行動を思い浮かべてみましょう。

・お茶がほしいという患者へ「忘れないうちに」とお手洗いの入口でお茶を差し出す。
・排泄物の検体を食堂の配膳台に置く。同じ配膳台からは患者のお茶や食事を出している。
・処置をした際に廊下や大部屋の共有部分にいつまでもワゴンを出しっぱなしにしておく。
・事前に断ることなく、患者の不在時に患者の床頭台やベッドに物を置いていく。
・突然、患者のベッドカーテンをあける、部屋のドアをあける。

不快感までは覚えなかったとしても何らかの違和感は持たれたのではないでしょうか。
　病棟でいまあなたがいる場所は、あなたの自宅のどこと同じなのか想像してみましょう。想像した上で、あなたの行動は適切か、患者になったつもりで確かめましょう。

column

コミュニュケーション3つの錯誤

　次の図は、人と人とのコミュニュケーションで生じる3つの錯誤について説明した図です。
　次のような例を考えてみましょう。患者Aさんは糖尿病で今回はじめての教育入院です。担当看護師は、患者Aさんと入院中の飲食について話し合いました。

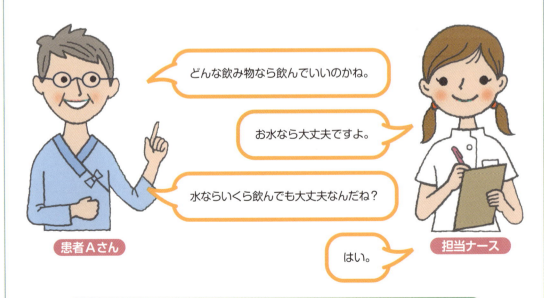

数日後、患者Aさんの床頭台の上には、(砂糖入りの) みかん水が3本おいてありました。

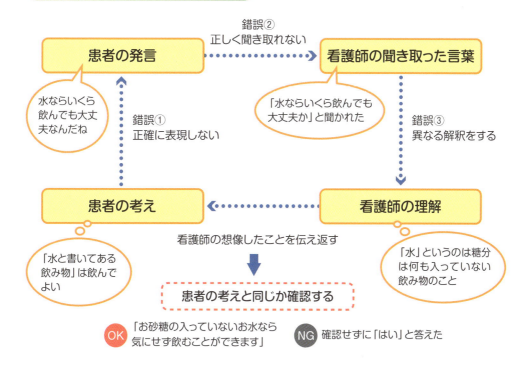

第一の錯誤：話し手が自分の考えを正確に表現していない。
第二の錯誤：話し手の言葉を聞き手が聞き間違える。
第三の錯誤：話し手の言葉は正確に聞き取ったが、言葉の意味や解釈を間違える。

　上記の例では、担当看護師は、患者Aさんの「水ならいくら飲んでも大丈夫なんだね」の水を"糖質のない真水"と解釈していました。しかし、患者Aさんの解釈は、"水と表示している飲み物"でした。ここに患者Aさんの解釈と担当看護師の解釈とにずれがあったため、患者Aさんは、自分の解釈で"みかん水ならいくらでも飲んでいい"と勘違いしてしまいました。

　担当看護師は「水ならいくら飲んでも大丈夫なんだね」と聞かれたときに、例えば「お砂糖の入っていないお水なら気にせず飲むことができます」と伝え返せば、「水でもお砂糖が入っているのはダメなんだ」と患者Aさんの解釈のずれを正すことができました。患者Aさんは誤ってみかん水を飲んでしまうことはなかったでしょう。

　このように、傾聴するときも説明をするときも相手の解釈や理解が看護師のそれらとずれがないか確認することで、お互いの勘違いによるコミュニケーションの齟齬を防ぐことができます。

＊…の共感モデル図　William R. Miller Stephen Rollnick. Montivational Interviewing Third Edition: Helping People Change. 2012. を引用改変。

MEMO

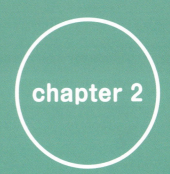

chapter 2

病棟での
接遇・マナーのキホン

患者の生活の場である病棟では、
場に応じた「気遣い・思いやり」が必要です。
患者の部屋やベッド周囲、
お手洗いや食堂など、場面に応じた
「気遣い・思いやり」を練習しましょう。

入退出

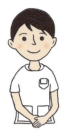
入院中の患者にとって、病室もカーテンの中もプライベート空間です。あなたの部屋のドアをノックもなしに人が急に入ってきたら、家族であってさえ驚き不快を感じるでしょう。

一般に患者は、他人と同部屋のため、または個室であっても病院という場で、すでに緊張や不安を感じやすくなっています。"看護師が突然入ってくるかもしれない"という不必要な不安や緊張を与えないようにします。

 ## プライバシーを守る気遣い

●大部屋への入室（部屋の入口）

入室前には「失礼します」と入口の脇で声をかけ2～3秒待ってから、入室します。入口の脇に寄って声をかけるのは、同じタイミングで中から出てこようとされる方と出会い頭にぶつからないようにするためです。

ときどき、「失礼します」と入口の真ん中で言うのと同時に急ぎ足で入室する看護師を見かけます。中から出てくる方と出会い頭にぶつかる危険がありますし、また、ほんの数秒を待てないことで慌ただしい感じを与え、その場にいる人を落ち着かないような不快な気持ちにさせます。また"こんな落ち着きのない人に任せても大丈夫だろうか"という患者や家族の不信感を招くかもしれません。

●大部屋（ベッドのカーテン内へ入る）

お部屋へ入室後、目的の患者のカーテンのそばまで近寄り、「○○さん、入ってもよろしいでしょうか」など、声をかけて「はい、どうぞ」などの返事を待ってから入ります。

いきなり断りなくカーテンを開けること、一部が開いたままになっているところから中を覗き込むことは避けましょう。

話ができない、または声を出すことに負担を伴う患者の場合は、「○○さん、中に失礼します」と声をかけて数秒待ってから、「失礼します」と再度声をかけながら入ります。

> ほんの数秒待つことが患者さんのプライバシーを守ることになるんですね。

新人ナース

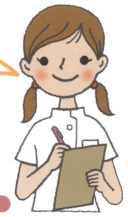

●個室

　入口のドアを2回ノックします。2〜3秒待ってから「失礼します」と声をかけながら、最初に10〜15cm程度ドアを開けたところでいったんドアを止めます。中の物音や様子を伺い、相手が待ってくださっているようでしたら、ドアを開けます。

　個室の場合、ベッドが入口から離れています。このため、入室の許可の返事をするために患者は大声を張り上げなければならず、ご負担になります。特別に患者ご本人の希望がない限りは「入ってもよろしいでしょうか」など、返答が必要な問いかけは避けます。

●複数人での訪室

　なお、いずれの場合も、複数人で伺う場合には、最初に入室するスタッフが代表で同様のことを行います。

●ベッドサイドを離れる・退室する

　その場を離れるときは、「失礼します」と挨拶をして離れます。「失礼します。○○時頃にまた伺います」と、挨拶と次に訪室する時間を伝えるとより良いでしょう。この場合は約束したその時間を必ず守るようにします。時間を伝えその時間を守ることは、次にいつ看護師と話せるかわからないという患者の不安を軽減し、また、患者はその時間に合わせて用事をおっしゃってくださりやすくなるかもしれません。

●カーテンやドアの開け閉め

・静かに閉める

　カーテンやドアは音を立てないように閉めます。手を離すと自然に閉まるドアは、手で押さえて、閉まるときに音が立たないようにします。

　特に、時間がなく焦っているとき、イライラしているときなどは無意識に物を乱暴に扱いやすくなるため、意識していつもより丁寧に開け閉めをするようにしましょう。ドアをばんっと閉めたり、カーテンをシャッと勢いよく閉めてはいけません。

・カーテンをしめるタイミングを気遣う

　また、ときどき、処置の直前までカーテンを閉め忘れていたと気づき、慌ててシャッと音を立て閉める看護師がいます。在室の同室患者の中には、「別に見ようとしていたわけじゃないのに、そんなふうに閉めなくても」と不快に感じる方もおられます。カーテンを閉めるタイミングも処置の前に確認しておきましょう。

・怒りをドアやカーテンにぶつけてしまう

　感情がコントロールできずにドアやカーテンにあたってしまう場合は、「あなたの気持ちのおさめかた」（→p.113〜115参照）を参照してください。

---

column

より低い声でゆっくり話す

　ある心理学の実験によれば、人間はより低い声の人を信頼するそうです。また、加齢による難聴は、高い音域から聞こえが悪くなります。ふだんから低い声でゆっくり話す練習をすることで、あなたの声は患者にとって聞き取りやすく安心できる声になるかもしれません。なお、難聴の方へは、低い声で話すだけではなく、より聞こえる方の耳に近づいて話します。

環境整備

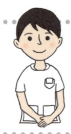

ベッドサイドや部屋の清潔、換気などは看護の基本ですが、これらは患者個人のプライバシー空間でもあるため、患者の意思を確認しながら整備を進めていく必要があります。また、大部屋では、ベッド周辺を除けば部屋全体の共有部分のため、安全を優先した公平な対応を心がけます。

ベッド周囲の環境整備

●床頭台、オーバーテーブル、ベッド周囲の床など

●患者の了解を得る

あなたが何かをする前には、患者の了解を得ます。「お花のお水を替えさせていただいてもよいでしょうか」や「テーブルの上を拭いてもよろしいでしょうか」などです。テーブルの上を拭くときは、さらに「上の物をいったん移動させてください」と断ってから物に触ります。

●ゴミじゃないのに…

また、床などにあなたがゴミと思うものがあった場合、「これ捨ててもよろしいでしょうか」と尋ねてはいけません。「こちらの○○、こちらへ移動してもかまいませんか」と確認しましょう。もしそれが患者の大事な何かであった場合に"私の大事な○○を捨てろと看護師に言われた"と患者の怒りや悲しみを招きかねないからです。

枯れた花を捨てるときも同じです。「こちらのお花、もう少しかざっておかれますか」と尋ねます。捨てても良ければ「それ、捨てていいわ」とおっしゃってくださるでしょう。

●価値観を押しつけない

床頭台やオーバーテーブルの上の物の配置は、患者の好みを優先します。例えば、患者が家族の写真を引き出しに入れようとしているのを見て「家族の写真、しまわないで飾っておかれた方がいいですよ」など、治療と無関係のことについて、あなたの価値観を押しつけることは避けます。

●リネン類の交換

リネン類の交換は、ホコリを立てないように静かに行います。また、クリーニングに出すリネン類を床に置いてはいけません。感染防止だけではなく、たとえこれから洗うリネン類であっても、土足で歩く床に自分が寝るときに使うシーツが置かれているのを見るのは、良い気持ちがしないでしょう。大きな袋を持参するなど、効率化も配慮した工夫をします。

ただし最近は、重症患者を除き看護補助職などがリネン類の交換を行う施設が増えてきました。あるいは、こうしたスタッフへ上記の説明が必要になることがあるかもしれません。

共有部分

●床

落ちているゴミや床の汚れ、水や濡れなどをそのままにしていることは転倒リスクになります。何か物があることに気がついた際には、個人の物であるかどうかを確認した上で、該当者がいなければしばらくお預かりします。捨ててよさそうなものであれば、患者と家族へ預かり期限を複数回周知した上で捨てます。

また、共有部分にある個人の物は、持ち主を確認し、個人スペースで保管するよう依頼します。依頼の方法は「"患者が嫌なこと"の伝え方」（➡p.67参照）を参照してください。

●大部屋の窓やドア

●特定の患者の要望にだけ応じない

空調は、中央管理の病医院が増えていると思いますが、患者自身で開閉可能な窓がある病室や共有のドアがある場合は、窓やドアに近いベッドなど、特定の患者の都合によって開閉されやすく、思わぬトラブルを引き起こすことがあります。

あなたが特定の患者に開閉を頼まれた際には、他患者の希望を確認した上で行います。希望が食い違う場合は、「いまから○○時までは開けて空気を入れ替え、○○分には閉めるというのはどうでしょうか」と折衷案を提案するなどの工夫をします。

●安全を優先する

患者の中にドアが開いたままでないとお手洗いへ行けない方がおられる場合などは、「安全のためにドアを開けたままにするご協力をお願いしております」などと説明して、安全を優先します。なお、ドアの開閉に伴う温度や湿度の変化を管理するのは看護師の責任です。

●個人の希望のみを優先する患者へは個別に対応する

個人の希望のみを優先するよう求める患者や家族へは、できることとできないことを具体的にお伝えします。その上で、どうしても要望を通したい方へは、その理由を傾聴（➡p.39～44参照）した上で、その方のベッド移動など個別に対応します。

> 患者さんの好みを伺うことは「あなたを尊重しています」というメッセージともなります。

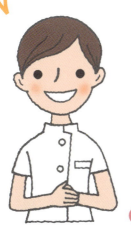

先輩ナース

個人情報の守り方（病棟編）

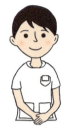
個人情報を守るにも技術が必要です。個人情報に関わる話題を話すときは場所を移す、個人情報を含む書類の記入時に他の人に見られないようにするなどの工夫が必要です。また、ご本人が触れられたくない、治療と無関係の情報をうっかり見ないようにします。また見てしまった際には謝罪して秘密を守るようにします。看護師は生活スペースへ入りこむため、患者のプライバシーを侵しやすいことを自覚しましょう。

プライバシーを侵さない技術

●話題によって話す場所を変える

個人情報に関わる話題、具体的には、住所や年齢、お金や家庭の事情が絡む話を患者とすることは、大部屋では避けた方がよいでしょう。

話の流れでその話題が出たときには、「このままここでお話ししてもよろしいですか」「○○へ移動しましょうか」と声をかけて患者の意思を確認します。

もし「別のところで」とおっしゃられた場合には、「確認してまいります。5分ほどお部屋でお待ちいただけますか」と声をかけ、面接室などプライバシーが守れる部屋や場所を用意します。

すぐにそれらを用意できない場合は、用意できる日時を確認した上で、改めてその日時に話すことを患者に提案します。

●患者のカルテや個人情報が記載された書類

●カルテを開いたまま放置しない

個人情報、例えば氏名、住所、年齢などが記載されたカルテや書類は、他の患者や面会者から見えないようにします。カルテを開いたまま誰からでも見られるような状態で放置してはいけません。

●個人情報を含む書類は封筒に入れる

また、書類は、落としやすく他者から見られやすいため、封筒に入れて持ち運びます。また、患者に手渡す際には、「こちらに置くのでよろしいでしょうか」など、他の人の目に触れないようにしながら、その書類をどこに置くか尋ねます。

●記載時は、個人情報が周囲にわからないように依頼する

書類を記載いただく際にお手伝いする場合は、書類の内容が他の人にわかるような受け答えを避けます。

例えば、「江東区常盤にお住まいなんですね。何番地ですか？」と尋ねてしまうと患者の回答で住所がわかってしまいますので、「こちらに何番地かをお書きいただけますか」とお声かけします。

●患者の物やしていることから目をそらす

ベッドサイドは最も患者のプライバシーに触れやすい場所です。持ち物や行動をじろじろ見るのはやめましょう。患者の持ち物には個人情報がたくさん含まれます。

例えば、あなたが許可を得てベッドサイドを訪れた際に、患者があわてて写真を隠す姿を見てしまったとします。「失礼しました」と目をそらして患者が写真をしまうのをいったんカーテンの外で待ち、再度「中に入ってもよろしいでしょうか」と声をかけ、許可を得てからカーテン内に入ります。その際には「さきほどは失礼いたしました」と最初に謝罪します。

●患者が嫌がることを話題にしない
● 患者が嫌がることを話題にしない

もし、看護師に見られた際に隠すような言動がない場合には、「よく○○をしていらっしゃいますね」など、見た事実のみ控えめに伝えます。患者の表情が硬くなり「ええ、まあ」とだけ言うなど、話題にしてほしくなさそうな場合には、「失礼いたしました」と謝罪してすぐに話題を切り替え、その後はその話題を避けます。

●患者について他患者から聞かれても答えない

他の患者からどのように言われても個人情報を話してはいけません。新人のうちにうっかり患者の病状を伝えてしまいがちな他患者の言葉として「○○さん具合どうなの？ 心配しているのよ」「○○さん本人から聞いて私も途中まで知っているのよ。大丈夫よ。教えてよ」などがあります。

「ご心配ですよね。申し訳ありません。私からはお伝えできないんです」と"他患者の気持ち"に理解を示した上で、看護師は言えないことをはっきりと伝えます。その患者はそのときは不機嫌になるかもしれません。しかし、あとあと患者の秘密をきちんと守るあなたを専門職として信頼するでしょう。

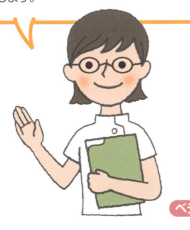

何が患者さんの個人的な情報なのかを意識します。

ベテランナース

動機づけ面接のスキルを使う（目的が合わないとき）

●嫌がる話題を治療・看護計画上話し合う必要がある場合

　治療・看護計画上で、患者が話題にしたくない内容（例えば、退院後の食生活についてなど）について話し合いたい場合は、例えば動機づけ面接であれば、複数の面接スキルを駆使する上級の面接スキルが必要です。ここでは、すべてのスキルをご紹介できないので、例としてその一部をご紹介します。（）内はスキルの説明です。

看護師　退院後のお食事について話し合うのはどうでしょうか。
（話し合うことを強制せず、まずどう思うか尋ねています。）

患者　あーいいです。

看護師　話すのは面倒。
（話し合うのが嫌なのはなぜかを正確に理解するために、"面倒くさいのかな"と想像したことを伝え返しています。）

患者　いえ、どうせ話してもいつも一緒なんで。

看護師　同じ内容を聞くだけと正直うんざりしておられる。
（"入院するたびに同じ内容を聞かされてうんざりだと思っているのかな"
想像した状況を伝え返しています。）

患者　ですね。聞いたからってできるわけじゃないし。

看護師　これまで何度も挑戦してうまくいかず、がっかりしておられる。
（"やっても仕方ない"ということは、以前指導を受けたときは、"やろうとはしたのかな"と想像したことの中で、食事管理をする気持ちを引き出すために"やろうとした"ことを焦点化し、感情を含めて伝え返しています。）

患者　そりゃ、ちゃんとできたらいいとは思うけど、理想を言われてもね。こっちも働いてるんで。

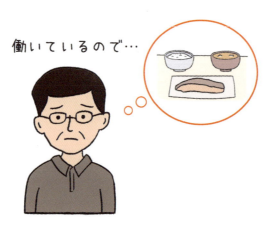

| 看護師 | 本当は食事をちゃんとできたらとも思う。
(患者の言葉は、3つの要素「ちゃんとできたらいいとは思う」「理想を言われてもできない」「働いているから食事を気に掛ける時間がない」のうち、最も食事管理をする意欲を引き出せそうな「ちゃんとできたらいいと思う」を選択して伝え返しています。)
| 患者 | そうですね。入院したくないですし。
| 看護師 | できるだけ病気に邪魔されずに思うように暮らせたらと。
(さらに「入院したくない」理由を患者が思い浮かべることで、食事管理をする意欲が高まるように、「入院したくない」理由について想像したことを伝え返しています。)
| 患者 | 結局食事がうまくいかないから、また入院になっちゃったのはあるんだよなあ。
| 看護師 | 仕事をしながらでも食事をうまくやる方法があったらいいなと思う。
(食事管理をする意欲が高まったところで、それについて「話し合う」意欲が高まるように、話し合いたい理由を想像して伝え返しています。)
| 患者 | そうだね……、ちょっとはましな方法があればなあ。
| 看護師 | もしよかったら、具体的にどんなことができそうか話し合うのはどうでしょうか。
(患者の話し合う意欲が高まっていると感じたところで、話し合うのはどうか再度尋ねます。)
| 患者 | そうだね、そうしてみようかな。

column 同時に複数のナースコールが鳴ったとき

　看護師へのクレームで多いのは、「ナースコールをしても看護師がすぐに来てくれない」というものです。ナースコールを鳴らしている患者の様子は見えません。すぐ応答した上で実際に患者を目視して状況を確認、対応する必要があります。しかしながら、例えば、5人の患者が同時にまたはわずかな時間差でナースコールを鳴らしたときは、あなたの体は一つですので一度に対応することはできません。この場合は、やはり優先順位を確認して、対応していくことになります。いったん駆けつけて用事を伺った上で優先順位順に対応していきます。生命の危機➡悪化の危険➡時間に制限➡依頼順の優先順位で対応の順を考えます。

　患者へは「いま順番でお願いしております。申し訳ありませんが、15分ほどお待ちいただけますか」など、依頼のかたちで伝えます。通常、重症や頻回の観察を要する患者は、ナースステーションから近い順で入室となっているので部屋順や、認知機能に問題があり転倒リスクが高い順で考えると順番がつけやすいでしょう。

　その他、「苦しい」「痛い」「トイレ」「点滴が終わった」などは優先順位高めですが、「お茶がほしい」「家族へ電話してほしい」などといった緊急でないものは、後回しにしてかまいません。

入院オリエンテーション

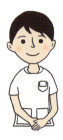
入院は患者にとっては、治療の場だけではなく、生活の場でもあります。初めてその病棟に来られた日は、転居したばかりの日と同じと考えましょう。お手洗いや浴室の使い方、いつ入浴できるのか、食事はいつどこで食べられるのか、お茶のおかわりをしたいときはどうしたらいいのか、部屋以外の場所で具合が悪くなったらどうすればいいのか、などわからないことだらけです。

入院は異国の地への転居に等しいと心得る

●初日の入院オリエンテーションのポイント

●最低限お伝えすること

初日は、時間がない場合でも最低限、食事時間と配膳・下膳方法、お手洗いと洗面所の場所、夜間消灯時間、お手洗いや洗面所で具合が悪くなったときとベッドで具合が悪くなったときのナースコールの場所、操作方法などを説明します。

ナースコールやインターホンは、それぞれの場所で実際に操作いただき、使い方をその場で覚えていただくと安心されるでしょう。

●日常生活動作が自立されている方こそ伝え忘れに注意

日常生活が自立している方は特に上記のようなことをお伝えし忘れやすいため、ご説明が抜けないように気をつけます。

特に入院経験がない方は、病院での寝泊まりは初めてで、新しい家に転居したばかりと同様にわからないことだらけです。「小さなことでもいつでもお声かけください」など、スタッフへいつでも質問や確認ができることを伝えておきます。

●安静度が高い方

反対にベッド上安静の方や介助が必要な方の場合には、食事と排泄、洗面など看護師がいつどのようにお手伝いするのかを前もって具体的に説明します。また、ベッド上安静や介助のある方だけではなく、点滴が初めての方は、ベッド上で起き上がることも苦労される場合があります。

これらの方については、特に退出時に、患者の手の届くところにナースコールがあることを確認します。

●今後の予定

今後の治療予定については、担当医から説明があったはずですが、突然の入院や病状変化などで気が動転してほとんど耳に入らなかったかもしれません。検査や処置・手術の日、それらの目的など、すでに担当医が説明した内容を、看護師から再度わかりやすく説明してかまいません。

この際には、担当医との説明が食い違わないように十分に勉強し、また、よりわかりやすい言葉で説明します。

また、担当医からの説明をおおよそ理解されていたとしても患者は今後の治療は具体的にどうすすんでいくのか、また、日々どう過ごすのか、などを想像できません。担当医の病棟診察、回診曜日や時間、検査日などはメモやパンフレットに書き込んで、それを見ればわかるようにしてお渡しします。担当医のスケジュールがわかると、次に担当医と話せるときの目安になり、患者の不安が軽減されます。

●ナースコール

忙しそうに足早に動き回る看護師を呼ぶことを申し訳ないと感じる患者は少なくありません。最もまずいのは、早急に対応しなければならない症状出現時や悪化の恐れのある状況で、患者がナースコールを押すのを躊躇することです。

必ずコールいただきたい症状「息苦しいと感じたら」「胸が痛いときは」、患者の疾患で起こりやすい症状「眠れないときは」、転倒や感染などリスクのある状況「お手洗いに行きたいときは」など、例を具体的に説明します。

これらの説明は、入院初日など緊張されているときに一度しただけでは記憶に残らない場合もあります。必要に応じて繰り返し説明しましょう。

●その他の病棟の予定

上記以外にも、病棟のオリエンテーション内容に沿って、売店や入浴日など患者の生活に必要な情報を伝えます。病状によっては、数日に分けて説明するとよいでしょう。

自力で入浴できる患者に入浴日を説明しなかったために5日間入浴できず、患者と家族が激怒されたことがあります。

何を説明して何を省いたのか申し送り、その後に説明がされたのか、入院オリエンテーションを担当したあなたが最後まで責任をもって確認しましょう。

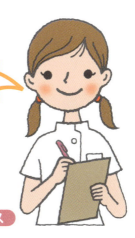

その患者さんになったつもりで一日の生活を想像してみるといいんですね。

新人ナース

処置やケア

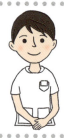

処置やケアを行う際は、患者への説明や依頼、傾聴、患者の個人情報保護などこれまでお話ししてきた技術が複合的に必要となります。ここでは、処置やケアを行う際に問題となりやすい説明、理解の確認方法、プライバシー、他患者の対応中に呼ばれたときの受け答え、処置やケア中のスタッフ同士の雑談について特に学びます。

処置やケアの説明と患者の理解

●処置やケアの説明

なぜそうするのか根拠を含めて説明します。例えば、点滴は患者が行うことが多い処置ですが、患者によって内容が異なるにも関わらず、他の患者から勧められたり聞いたりして患者自身で滴下速度を速めているのを見たことがあります。これは大変危険なことです。その液量を何分かけてどのくらいの速度で滴下するのかその理由は、看護師にとっては常識ですが患者にとってはまったく未知のことです。

例えば「心臓に負担がかからないようにゆっくり点滴をします。お昼ご飯を召し上がる前には終わる予定です」「お薬の特徴で安全のために4時間以上かけて点滴をする必要があります」など、患者にわかる言葉で説明します。

●患者の理解の確認方法

患者が理解したか確認するのに最も有効な手段は、理解した内容をご自身でお話しいただくことです。「いまご説明したことは○○さんの治療の中でもとても重要な点です」「恐れ入りますが、いま私がご説明した中で○○さんがご了解くださったことを教えてくださいますか」などと尋ねます。重要な点が抜けているようであれば、「○○についてはどうだったでしょう」などヒントを出して促すか、再度ご説明します。

患者の心配や羞恥心に配慮する

●患者の心配を予測して説明に加える

何らかの処置をしたらその処置が患者の日常生活にどのような影響を与えるかを想像します。最も患者が心配することが多いのは排泄、飲食、入浴、安静度です。安静度というのは、例えば点滴であれば、どの程度腕を動かしてもよいのかも含みます。

「点滴中でもお手洗いへは行けますのでご安心ください。その場合は、このボタンを押してください。看護師がまいります」

「お食事はふだんどおり食堂で召し上がれます。ご心配であればお部屋にお食事をお持ちいたします。11時頃にまたこちらに伺いますので、よかったらそのときにご希望をお聞かせください」

「針を入れたままでもこの部分だけ濡れないようシートで保護してシャワーを浴びることができます。詳しくは次の木曜日にまたご説明いたします。ご説明した上で、シャワー浴をされるか、○○さんのご希望をそのときに伺います」

などが考えられます。

●羞恥心への配慮

●尿器や便器の設置場所、片付け時の配慮

ベッド上排泄の方の尿器をむき出しの状態で人目につくところに置く、排泄後の尿器や便器を他患者からも見えるところや共有部分の床に無造作におくことは避けます。ワゴンを活用しましょう。

それらを見た患者や家族が、惨めで恥ずかしい悲しい気持ちになるからです。

●排泄や月経、体重などプライバシーへの配慮

さらに、特に若い女性患者に「排便はありましたか？」「お薬飲まれたので今日はどっさり出てすっきりしますよ」「体重は○○Kgですね。ちょっと増えちゃいましたね」などと大部屋中に聞こえる声で話すことは避けます。

看護師は、明るくなんでもないことのように話すことで羞恥心を感じさせない工夫をしたつもりかもしれませんが、患者は恥ずかしいことを看護師に大きな声で言われたと思うかもしれません。

なお、羞恥心への配慮については、「浴室・シャワー」(➡p.72～73参照)・「排泄、お手洗い」(➡p.74～75参照)の項も参照してください。

●スタッフ同士の雑談

●専門用語を避け、最小限に

スタッフ同士の会話は最小限にします。処置中に患者のわからない専門用語が飛び交えば、患者は自分に何が行われているのか不安になります。また、何やら意味のわからない話をしていたスタッフが自分を見てふいに会話を中断したと感じれば、"何か自分には言えないまずいことがあったんだろうか"といらぬ心配をさせてしまいます。

●先輩看護師からの指導

患者の前で先輩看護師からあれこれ言われることで、患者のあなたへの信頼が低くなる可能性があります。処置やケアを行う前に、処置やケアに同伴してくれる先輩看護師に自分の行おうとしている手順をあらかじめ伝えて、先輩看護師のやり方とずれがないかを確認しておくのも一つかもしれません。

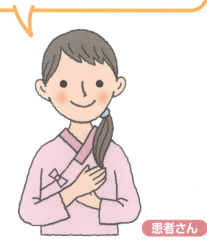

恥ずかしい気持ちを気遣ってもらえると安心して何でも話せます。

患者さん

処置・ケア中に呼ばれたとき

●他患者対応中に呼ばれたときの受け答え

まず「はい」と返事をします。次にこちらの都合を優先することを謝罪した上で、待つ理由と、どこでどのくらい待つのかの目安を述べて最後を依頼のかたちで終えます。また、お待ちいただく方のお名前を入れることで印象が良くなります。

例えば、「はい。申し訳ありません。いま順番で処置をしております。○○さん、あと5分ほど、こちらでお座りになってお待ちいただけますか」。

理由を伝えることで、自分が待つ意味がわかり患者は落ち着きます。また、待ち時間の目安だけではなく、自分がどこで待てばいいのかを伝えられると、待っている間、自分が探されているかもしれない心配や待っている間はどうしていればいいのかなどの、患者の不安が軽減します。

目安の時間がわからない場合は、「あと3人お待ちの方へ対応したあとに順番で伺いますので、1時間以上はお待ちいただくことになると思います。早くても○時になります」など、最低限かかる時間だけを予測して伝えるなどの工夫をします。

●手が離せないときに話しかけられたときの受け答え方

上記のように説明を含めた受け答えがすぐにできない場合は、「はい。いまこちらが終わりましたらいったん伺います」といった返事と、なぜすぐに伺えないのか理由を伝えます。区切りのよいところでいったんその場を離れて、前記の「他患者対応中に呼ばれたときの受け答え」の対応を行います。

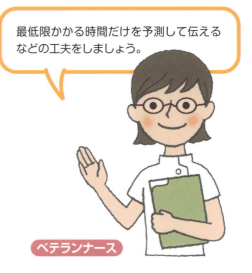

最低限かかる時間だけを予測して伝えるなどの工夫をしましょう。

---

column

患者を不安にさせる言葉 "大丈夫"

「点滴が終わってそのままでも大丈夫ですよ」「シャワーを浴びても大丈夫ですよ」など、詳しい説明がなく、単に"大丈夫"と説明する看護師がいますが、これは避けましょう。

患者からすれば"何が大丈夫なのか"さっぱりわかりません。正しくは「点滴が終わっても血管に空気が入ることはありません。安心してお過ごしください」や「傷口の部分は濡れないよう特殊なシートを貼り、水が入らないようにします。傷以外の部分は、いつもどおり洗っていただけます。髪を洗うのはお一人では難しいと思いますので、よかったらお手伝いさせていただけませんか」など、説明は具体的にします。

"わからない"の伝え方

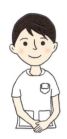

あなたが患者の疑問にすべて答えなければならないことはありません。特に新人のうちは、わからないことが多いのがふつうです。わからないのに「たぶん～です」と答えてしまえば、「あの看護師さんは○○と言った」とあとで患者とのトラブルを招きかねません。

あなたが答えられず患者さんはそのときはがっかりした顔をなさるかもしれません。しかし不確かなことは"わからない"と伝えた方が、最終的には、あなたは誠実な看護師だと信頼を得ることができます。

わからない・不確かなことを尋ねられたら

● "たぶん"、"おそらく"、"きっと"をつけたくなるときは安易に答えない

あなたが"たぶん"、"おそらく"、"きっと"をつけたくなるときは、あなたが確信の持てないことです。この場合は、「○○をご希望ですね。申し訳ありません、私ではわかりかねますので、担当の○△へその旨お伝えしてもよいでしょうか」と伝え、対応可能なスタッフへ確認します。

● 結果を伝えるのに時間を要しそうな場合

その後に、結果をお伝えするのに時間を要しそうな場合には「○○さん、先ほどの件、ただいま担当の○△が緊急の要件で外出しており、本日中にお答えできない状況です。担当の○△は、明日、病棟におりますので、明日私の方から○△へ伝えた上で、私か○△から直接お答えするようでもよろしいでしょうか」と現在の状況と回答の目安、また、自分が最後まで責任を持って対応しようと努力していることを具体的に伝えます。

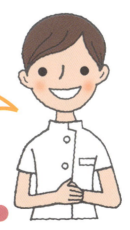

確信が持てないことは、安易に答えてはいけません。

先輩ナース

担当医が決定することを尋ねられたら

●担当医が決定・説明すべきことを尋ねられたときの答え方

●尋ねる患者の状況、考え、気持ちを想像して傾聴する

例えば、今後の病状により退院の時期が異なる場合などに、「いつ退院できますか」と聞かれた場合です。看護師が「いつとは言えません」「わかりません」「担当医に聞いてください」と答えているのを見たことがあります。看護師は担当医との説明のずれや誤解を避け患者を混乱させないためにこのように言っていると考えられます。

一方で、患者は、仕事や家族の都合、または病状への不安などからこの質問をしていると思われますが、この看護師の答え方では、残念ながら現在の混乱や不安は軽減されるどころか、かえって増えてしまうでしょう。または"冷たい"、"看護師は何もしてくれない"と怒りさえ感じられるかもしれません。

そう尋ねられた患者の状況、考え、気持ちを想像して、傾聴しましょう（➡p.39〜44参照）。この場合は、「お仕事のご都合もあって退院日を早めにお決めになりたいのでしょうか」「見通しがたたないのでご心配ですよね」など、あなたが想像した患者の状況や感情をまず尋ね、傾聴します（➡p.39〜44参照）。その上で、担当医との説明のずれや誤解を避け、患者を混乱させたくないのであれば、「退院を含めいまの治療の状況や見通しについては、担当医から説明申し上げる方がより正確と思います。○○さんがご心配なさっていることを担当医に伝えてもよろしいでしょうか」と伺い、了解を得た上で担当医へ申し送ります。

●担当医が対応しても了解されない場合

上記のような対応をしても「あなたはどう思うか」と何度も聞かれるなど、あなたに回答を求めてくる、担当医が対応したあとも繰り返し尋ねられるなどの場合は、「早く何とかしなければと焦るお気持ちなんですね」など、患者の感情を想像して尋ね、傾聴を続け、何を心配しているのかをさらに具体的にします（➡p.39〜44参照）。

なお、患者の不安や怒りなど感情を伴う内容を傾聴する際には、上述のように個人情報にふれる可能性が高いため、早い時点で話しをする場を変えるか患者へ尋ねます。（➡p.54参照）。

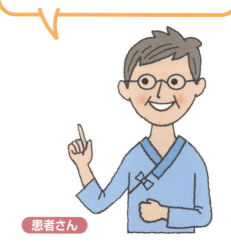

"患者が嫌なこと"の伝え方

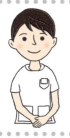

同じ内容でもどのように伝えられたかによって患者の受け取り方は変わります。人間は相手の台詞の終わりの内容により影響を受けます。例えば、術後の歩行を促す際に「動くのは嫌、そしていま歩けばあとあと楽になるとも思う」などと伝えると"歩けばあとあと楽になる"という内容が患者の印象に残り歩行を促しやすくなります。

患者の考えや気持ちを想像して、良いことや理由とセットで伝える

●まず状況や気持ちを想像して伝える

患者がそれを行うまたは行いたくない状況や考え、気持ちを想像して、想像したことをまず伝えます。例えば、「お身体がだるいのに歩くのはおつらいですよね」などです（➡p.41〜44参照）。

●嫌なことと良いことや理由をセットにする

病院は患者の生活の場であると同時に病気やケガの治療の場、大部屋の場合は集団生活の場でもあります。治療上や病棟の安全管理上「患者が嫌なこと」、例えば、患者の要望をかなえられないことや、患者にある行為をやめるよう依頼しなければならないこともあります。その場合、「嫌なこと」だけではなく、理由やその結果として生じる良いことや代わりの案とを合わせて伝えます。

患者は、理由を知ることで怒りなど不愉快な気持ちが起きにくくなります。また、良いことや代案を聞くことで、自分にもメリットがある、対応を努力してもらっているなど良い印象を持ちやすくなります。

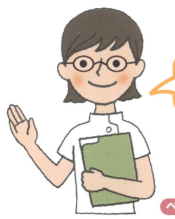

やめてほしい行動は、代わりの行動のご提案と一緒にお伝えします。

ベテランナース

● "理由" "良いことや代案" は言葉の後の方に持ってくる

　人間は相手の台詞の終わりの内容により影響を受ける傾向があります。クッション語＋状態や気持ちを伝え返した上で、"嫌なこと" は先に、"良いことや代案" は後に伝えると、後に伝えた "良いことや代案" の印象がより強く残ります。

　"嫌なこと" だけ伝えるNG例と "理由" や "良いことや代案" を後に加えた良い例を比べてみましょう。よくある場面の事例を紹介します。

例1　担当看護師の不在

患者　「看護師の○○さん、今日いないのかな」

NG看護師　「○○は本日不在です」
OK看護師　「何かご心配なことがおありでしょうか。本日○○はお休みをいただいております。私でよければお話を伺いますが、いかがでしょうか」

例2　担当医の不在

患者　「○○先生にできれば今日聞きたいことがあるんだけど」

NG看護師　「○○先生は今日はおりません」
OK看護師　「何かご心配なことがおありでしょうか。○○は本日当院を不在にしておりますが、お急ぎであれば、他の医師へ相談することもできます。いかがでしょうか」

例3　携帯電話禁止場所での通話を注意する

患者　携帯電話禁止エリアにいる。携帯で話しをしている

NG看護師　「こちらは通話禁止エリアです。お電話をお切りください」
OK看護師　「お話中失礼いたします。病棟内でお電話いただけずご不便をおかけしております。3階の△△室でなら通話が可能です。お手数ですが、そちらでお願いできますでしょうか」

例4　窓を開けたままにしてほしいと怒る家族

4人部屋。精神遅滞で甲状腺機能亢進症がある患者Kは病状でよく汗をかく。このためスタッフや家族が頻回に着替えを行っている。面会にきた家族が、本人が汗のにおいを気にするので窓を開けたままにしてほしいと頼んだのに窓が閉まっていると怒っている。同部屋の他患者3人は "寒いので閉めてほしい"、"臭いは気にならない" と言っている。

NG看護師　「大部屋ですのでお一人のご都合で決めることはできません」
OK看護師　「申し訳ありません。他の患者さんのご希望もあって必ずのお約束は難しい状況ですが、他の患者さんもよろしいときはできるだけ開けるようにいたします。そのようなやり方でいかがでしょうか」

例5　大部屋の共有部分に個人の荷物を置いて共有スペースの一部を占有している

NG看護師「ここはみなさんと共有する場所ですので、こちらのお荷物のご移動をお願いします」
OK看護師「収納スペースが少なくてご不便をおかけしております。こちらのお荷物のご移動をお願いできますでしょうか。緊急時にこちらにお荷物があると機械が通れずに救命が遅れてしまう恐れがあり、もしご移動いただければ○○さんもご安心いただけると思います」

例6　面会時間を大幅に過ぎているのに帰宅しない家族

NG看護師「面会時間は20時までです。お帰りいただけますでしょうか。」
OK看護師「恐れ入ります。ご家族もご心配だと存じますが、面会時間は20時までとなっております。20時50分には夜間専用出入口以外は通れなくなってしまいます。お早めにお出になられると遠回りもせずにすみますし、いかがでしょうか」

例7　治療食を守れず家族持参のお菓子を食べる患者

NG看護師「担当医からご説明申し上げたように、○○さんは病院のお食事以外は召し上がれないんです」
OK看護師「お腹がすくことや好きなものを我慢なさるのはおつらいと思います。ただ、○○さんは病院のお食事以外は、いま召し上がれないんです。召し上がる量や内容をご自分で管理できるようになれば、ゆくゆくは何でも召し上がれるようになります。そのためにも、こちらはご家族にお持ち帰りいただくのは、いかがでしょうか」

例8　ふらつきがあり介助が必要だが、お一人でお手洗いへ行こうとされる患者

NG看護師「お一人でお手洗いへ行くのは危険です。必ずナースコールを押してください」
OK看護師「コールの後に私どもをお待ちいただくもどかしさもおありかと思います。すぐに参りますので、お手洗いへ行くときはナースコールを押してくださいますか。私たちにお共させていただければ、万が一のときに○○さんもご安心いただけると思います」

食事

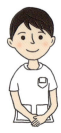

食事は、患者の楽しみにも苦痛にもなり得ます。経口摂取での食事は、味や匂いも楽しめるよう工夫します。また、食事介助の際には、咀嚼や嚥下が難しい患者に「こぼしちゃいましたね」「慌てて食べるからむせるんですよ」など恥をかかせるようなことを言うのはやめましょう。配膳の正しい並べ方を覚えます。また、下膳の際に食べ残しを患者さんの目の前で一つのお椀にまとめるなど、失礼なことは避けましょう。

食事の前

●どこで食事をするか、選択肢を示す

どこで食事をするかは原則患者が決めます。しかし、ご本人は個室での食事を希望されているのに安全上食堂で、看護師の目の届くところで、召し上がっていただきたい場合があります。

この場合、時間をずらしてスタッフがお部屋で見守り可能な時間に召し上がるか、食堂で召し上がるかなど、患者に選択肢を示し、選んでもらうとよいでしょう。"看護師の都合で決められた"という不快感を軽減できます。

なお、選択いただく場合でも、こちらの都合で患者の意に沿えず申し訳ないことを謝罪します。

●エプロンやシートを使う了解を得る

咀嚼や嚥下が難しい患者の場合は、エプロンやシートを利用することがありますが、必ず事前に患者に説明して了解を得ます。

例えば、認知機能低下のある患者だからといって、説明もなく突然エプロンをつけるようなことはやめましょう。

どこで食事するかは原則として患者が決めます。

先輩ナース

●食事の準備

●体位を整える

　食事前には、その方に応じた体位を整えます。食事中ずっと同じ体位で食事するのは思いのほか疲れます。自力での体位変換が難しい方は、食事中にお声かけして患者の了解をとった上で体位（体を起こす角度やクッションの位置）を変えます。

●配膳

　配膳の際には、正しい食器の位置を確認します。患者が右利きなら左から配膳し、左利きなら右から配膳します。

　なお、配膳後であれば、患者への了解を得た上で患者が食べやすいように移動してもかまいません。例えば、お椀に手が届きにくい患者には、横一列に並べた方が食べ物が取りやすいかもしれません。

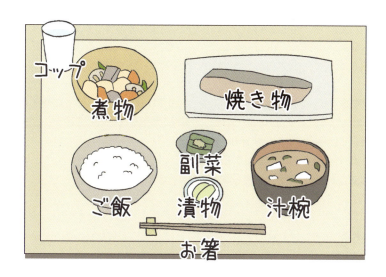

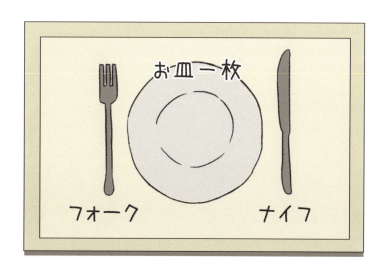

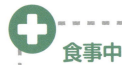 食事中

●食事介助

●メニューを紹介し好みを伺う

少しでも食事が楽しめるように、「今日は○○と○○です」とメニューをお伝えしたり、「今日は春らしく旬の○○の煮つけです」と季節感を感じられる言葉かけを行います。また「どれから召し上がりますか」と伺い、患者の好みに合わせて順番に口に運びます。

患者が言葉で好みを表現できないときは、「○○を召し上がってみますか。少しだけお口に入れてみます。いかがでしょう」など尋ねてみて、うなづきや首をふるなどの意思表示ができるお声がけを工夫します。

●敬語でお声かけする

「はい。あーん」と大きな声で子どもへ言うように患者の開口を促している介助者を見ますが、誤りです。「お口をあけてくださいますか」「お口をとじてくださいますか」など、食事介助時も敬語を用いて依頼します。

●少しずつ口に入れる

時間がないからと、まだ前の食塊が口腔内にあるのに、次々食事を口の中に押し込んだり、お粥と主菜と副菜とをまとめて口の中に入れてはいけません。患者は、食事を楽しむどころか、ただ機械的に食物を摂取する作業をこなすように感じて惨めになり、そのうち食事を苦痛と感じるようになってしまうかもしれません。

●残った食べ物への傾聴は査定の機会

残っているものがある場合「○○は苦手でしょうか」など、無理じいせず、傾聴します。傾聴の中で得た情報から、満腹なのか、疲れたのか、体調が悪くなったのか、嫌いなのか査定することができます。

例えば、甲殻類（タコイカなど）を残された方に伺ったところ、実はアレルギーだとわかり、誤って召し上がる前に禁食にすることができました。

●患者に恥をかかせない

大部屋で食事介助をしている際に「あーあ、こぼしちゃいましたね」「慌てるから（よく噛まないから）むせるんですよ」と大きな声で患者に言う看護師や看護補助者を見たことがあります。

患者は、機能が低下している中で一生懸命経口的に摂取しようと努力しているはずです。そう言われた患者は、"看護師にこんなふうに言われながら食事をするのは惨めだ"、"看護師が口元にもってくるのが下手だからだ"などと、惨めさや怒りを感じておられるかもしれません。

「食べづらいところずいぶん召し上がられました」や「むせりがあってお疲れになったでしょう。少しお休みしてからもう一度挑戦してみるのはいかがでしょう」など、患者に恥をかかせるのではなく、頑張りをいたわるお声かけをしましょう。

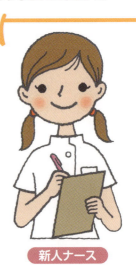

召し上がろうと頑張っていることをお声がけするといいんですね。

新人ナース

食事のあと

●下膳

●患者のベッドサイド

「お食事をお下げしてもよろしいでしょうか」「お食事をお下げいたしましょうか」など、お食事がすんだ了承を得てから下膳します。患者が右利きなら右から下膳し、左利きなら左から下膳します。

●分別廃棄が必要な場合

下膳の際に、患者の食べ残しや汁物を、患者の見えるところで一つのお椀にまとめてはいけません。患者から下膳したときそのままの状態でワゴンなどへのせます。病棟での分別廃棄が必要な場合は、配膳室の奥など患者から見えないところまで移動してから行います。

●複数盆の下膳は、ワゴンを使用する

また、複数の患者の食器類を下膳しようと、他の患者の下膳したお盆をベッドの上に置いたり、置く場所がなく直接床に置いているスタッフを見たことがあります。

例え下膳盆であっても、食べるものをベッドや床には置きません。複数盆の下膳をしたいのであれば、ワゴンを移動して使用します。

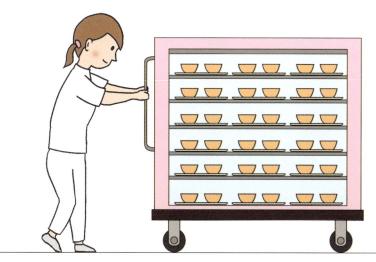

複数はワゴンで対応しよう！

浴室・シャワー

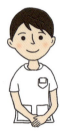

一般に入院中は、自宅と同じような時間帯に入浴できません。また、女性と男性とを時間帯で分けて入浴・シャワー浴する施設がほとんどでしょう。清掃スタッフに任せきりにせず、こまめに掃除をして浴室や脱衣場の清潔を保つようにしましょう。また、クリーニングに出すからといって、衣服を床の上や床にバスタオルをしいた上に山づみにしてはいけません。クリーニング袋などを用意します。

入浴方法や羞恥心への配慮

●ふだんとの違い、病状や病気の影響

自宅の浴室にシャワーがない患者には、シャワーの使い方をお教えする必要があるかもしれません。また、医療上は大風呂への入浴が可能でも、手術後の身体を他の患者に見られることに抵抗がある方もおられるかもしれません。

その患者にとってふだんの入浴方法と何が違うのか、病状や病気の影響はありそうか、その方になったつもりで想像して、必要があれば話を傾聴（➡p.41〜44参照）して、患者のお考えやお気持ちを理解します。その上で、個別に入浴できるようにするのか、少人数なら可能なのか、大風呂でもかまわないのか、ご希望を伺いながら入浴方法を検討します。

●羞恥心
●入浴中の観察

患者の入浴中に見守りなどで脱衣所や洗い場に入らせていただく際には、事前に十分な説明をして患者の了解を得た上で、羞恥心に最大限の配慮をします。

浴室のドアやカーテンを開けるときは、勢いよくざっと開けるのではなく、あなたが通れる最低限だけ開けます。脱衣所・浴室への入室の仕方は入退室（➡p.50〜51参照）を参照してください。病状の観察が必要であってもじろじろ見るのではなく、背後や横からさりげなく、または前から観る場合は視線を移動する際にポイントを絞り、顔色や呼吸状態、姿勢などを素早く観察します。

●掃除のための入室

掃除のための入室はできるだけ避け、入浴交代時間など患者がいないときなどに手早く行うことが理想ですが、患者の使い方や人数によってはすぐに汚れてしまうこともあるでしょう。

この場合は、「失礼いたします。お掃除に入らせていただきます」と声をかけて数秒たってから再度「失礼します」と入り、手早く掃除をすませます。掃除がすんだら「失礼しました」と挨拶をして退出します。

浴室の清潔を保つ

●こまめに掃除

　自宅の脱衣所の床がびしょびしょに濡れていたり、髪の毛がたくさん落ちていたら、あなたは気持ちよく入浴できないのではないでしょうか。患者も同じです。また、洗い場に石鹸やシャンプーが残っていると滑って転倒の危険があります。

　こまめに掃除するか、清掃スタッフが他にいる場合でも、あなたの目で脱衣所やシャワー、洗い場、浴槽などを見て、汚れていれば簡単に掃除して清掃スタッフへ連絡します。

●タオル類とぞうきんを分ける

　タオルなどのリネン類と掃除用品とは明確に分けましょう。"クリーニングに出すから"という理由で、びしょびしょの脱衣所の床にバスタオルやタオル類を広げて水分をふきとっているスタッフを見たことがあります。自分が身体を拭くタオルで床を拭いているのを見た患者はどのように感じるでしょうか。"雑巾に使うタオルで身体を拭いたのか"とぞっとする方もおられるでしょう。ご自宅で、浴用タオルと雑巾を一緒に洗うことはないと思いますし、保管場所も分けているのがふつうです。病院でも同じように分けるようにしましょう。

テレビカードの説明

　テレビカードの使い方がなかなか覚えられない70代の女性に、看護師が小ばかにするような口調で「だからあ、もうっ、こうやってするんですよ」と言っているのを見たことがあります。ちょうど娘さんが面会に来られたところで、娘さんは怒りと悲しみがまじったような表情をされていました。

　高齢になってからは新しいことを覚えにくくなるのがふつうです。「使い方、わかりづらいですよね。良かったらご一緒に試してみるのはいかがでしょう」と、ご提案して了解を得ます。

　最初に全体を説明したあと、1回に1つの動作を相手の動きに合わせてお伝えします。「こちらを押していただけますか」、相手が押し終わってから「次にここにカードを入れます」、入れたあとに「軽くカードを押してみてください」などです。また、それらの動作を順番に箇条書きやイラストでわかるようにして、最初はそれを見ながらできるようにするのも、患者に恥をかかせない一つの方法かもしれません。

排泄・お手洗い

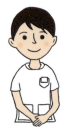
入院という特殊な環境で最も患者が気まずい思いをしがちなのは、排泄に関することです。大部屋のベッド上やベッドサイドで排泄せざるを得ない患者へは、羞恥心や惨めさを最小限にするための工夫が必要です。また、お手洗いでの汚物処理や検体の取り扱い時の看護師の所作や表情も患者や家族から見られています。清潔領域と不潔領域の区分を明確に、また、看護師への罪悪感を最小限にするために作業中は微笑んだ表情を保ちましょう。

 ## 患者に恥をかかせない

●大部屋のベッド上やベッドサイドでの排泄

ときどき、同室の他の患者に聞こえるような大声で「よかった。いっぱい出ましたね〜」と声をかけている看護師がいます。

患者の立場から考えれば、自分の排泄物の臭いが部屋に充満していないか気にしている上に、いままさに排便したことを看護師に大々的に宣伝されたわけです。他の患者がどう思っているかと考えると、患者は恥ずかしく惨めな気持ちで押しつぶされそうになっているかもしれません。

ケア上で必要なことで、例えば、「便が残っている感じはありますか（残便感の確認）」と聞く場合も、患者の耳元で他の人に聞こえないように尋ねるなど、配慮する必要があります。

●下着を汚さない「予測型」トイレ誘導

排泄に介助が必要な患者の場合、日中ははくパンツで看護師が排泄時に介助・見守り、夜間はオムツにしている場合もあるでしょう。個々の排泄パターンを考慮した声かけをします。

例えば、個々の患者の排尿間隔時間に応じて、または食後の胃結腸反射＊を考慮して、排泄がありそうな時間を「予測」してお手洗いやポータブルトイレへ誘導をします。

そうすることで、下着を汚さずに排泄ができれば、患者は恥をかかずにすみます。また、あなたも陰部洗浄や汚れた下着の取り換えをせずにすむので一石二鳥でしょう。

＊**胃結腸反射**　食物が胃に入ると結腸が蠕動をはじめ便が直腸に運ばれ便意を感じる。

お手洗いでのあなたも見られています

●不快な排泄物の処理こそ微笑みを意識して

　排泄物の処理時は臭いや見た目などで嫌な気持ちになるのはあたりまえです。しかしながら、それをそのまま表情に出してしまえば、それを見た患者や家族があなたへの申し訳なさでいっぱいになるかもしれません。

　患者に「汚いものをごめんなさい」と言われ、看護師が仏頂面で「いえ」と短く答えたところ、患者はこのことがきっかけで、排泄回数を少なくしようと水分と食事を控えるようになってしまったということがありました。患者が看護師に気遣って脱水傾向になったのでは、本末転倒です。

　臭いや見た目を不快に感じても平常と変わらない微笑みを浮かべ、手際よく処理する練習をしましょう。ほほえみの作り方は、「表情・しぐさ」（→p.20参照）、「笑顔がつくれないとき」（→p.115参照）を参照してください。

清潔領域を意識する・清潔を保つ

●清潔領域と不潔領域の区分を明確に

　汚物処理室と患者のお手洗い、洗面所が完全に分けられていない施設もまだ多くあります。汚物処理をする流しで後片づけをしている間、患者の尿の入った検査用カップは、洗面所の上に乗せたままになっている、ということはないでしょうか。そこへ歯磨きをするために洗面所にやってきた患者が尿の入ったカップを見たら、驚き不快な気持ちになるでしょう。

　あなたにとっては、忘れないところへちょっと乗せたくらいの意識かもしれません。しかし、自分が歯磨きや顔を洗うところに他の人の尿が置いてあったら、あなたはどんな気持ちになるでしょう。

　同じ理由で、食事介助をしたときのエプロンをつけたまま排泄介助をして、また食事介助に戻ることもいけません。

　清潔区域と不潔区域を明確に分けることは、感染防止は当然のこと、清潔と不潔の区域をきちんと分けていると信頼していただき、心地よく設備を使用していただくためにも必要です。

●お手洗いが汚れている

　特に高齢者が多い病棟では、高齢者の排泄機能の低下によりお手洗いが汚れやすくなります。

　例えば、畜尿スペースで尿が床にこぼれていたり、お手洗いの床や便器周囲の汚染に気づいた場合には、ひとまず簡単に掃除をして、清掃担当スタッフへ連絡します。

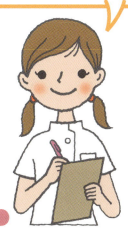

何気ないことが患者さんを不快な気持ちにさせるんですね。

新人ナース

column
患者に責任を押しつけない

　手術後に複数のドレーンやカテーテルが入っている患者が、それらを自己抜去しそうになった際に、「何やってるんですか」と怒鳴る看護師がいます。抜去した際のリスクで頭がいっぱいになり、つい大きな声が出てしまったのかもしれません。しかし、はたして怒鳴ったことで自己抜去を防ぐことができるでしょうか。それはその看護師の感情の発散でしかないでしょう。その場面を見た家族や患者が惨めさや怒りを感じるだけかもしれません。抜去のリスクを正しく査定できていなかった看護師の責任を患者に押しつけてはいけません。

　説明し理解すれば自己抜去せずにいられる状態なのかそうではないのか、その患者のリスクを正しく査定します。査定した結果、抑制が必要なら、家族や患者への十分な説明と理解の確認をして、了解を得ます。その上で、抑制するなら確実にする、抑制しないなら患者の安全が確保できるよう頻回に観察をします。また、ラインを整理、例えば、念のためと留置したままになっている点滴の抜去を検討したり、体動に十分なだけの長さを調節したりします。

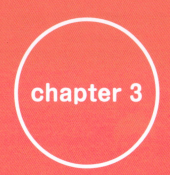

病棟外での接遇・マナーのキホン

白衣を着たあなたは、病院のどこにいても
「看護師」として認識されます。
病棟の外での接遇・マナーを知り、
いざというときに慌てないよう練習しておきましょう。

エレベーター、廊下、外来

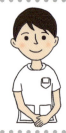

エレベーターや廊下、検体を出しに行った帰りに通りがかった外来など、病棟以外の場所も白衣を着たあなたは看護師として見られています。エレベーターの乗り降りは患者やお客様を優先しましょう。また、廊下で同期に会えて嬉しくても騒いではいけません。また、患者から見れば外来看護師も病棟看護師も同じ看護師です。呼び止められたら看護師として対応します。

エレベーター

●乗り降りの順番

エレベーターに乗るときも降りるときも患者や家族、お客様、上司が先、あなたはあとです。

乗るときは、あなたが、エレベーター外にある方向ボタンを押すかドアを手でおさえて、他の方に先に乗っていただきます。降りるときは、開くボタンを押したまま「どうぞ」と声をかけます。あなたが患者につきそっている場合は、「この階でございます。降りて右手へどうぞ」とお声かけして先に降りていただきます。

●上座と下座

エレベーターでは最も下の者が操作パネルの前に立ち、操作します。最も上座は操作パネル前の者の真後ろ、次の上座はその隣、操作パネルやドアに近いほど下座になります。

もし、あなたが乗るときにすでにどなたかが操作パネルの前にいた場合には、降りる際に「ありがとうございます」と会釈をして降りてかまいません。

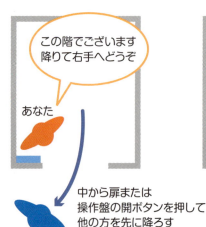

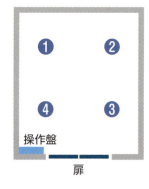

番号❶が最も上座、順に下座に向かう

廊下

●廊下で人を追い越すとき
廊下で歩いている方をあなたが追い越すときは「失礼します」と会釈をして微笑みを浮かべたまま追い越します。無表情、無言で足早に追い越すことはやめましょう。そうされた方は、"歩くのが遅くてイライラして追い越したのかな"、"感じが悪い看護師だな"など不快に感じます。

●廊下で同期に会ったら
病棟から離れた廊下で他病棟の同期にばったり会ったら、再会の嬉しさで騒ぎたくなるかもしれません。長々と立ったまま近況を報告し合いたくなるかもしれません。病棟業務終了後であれば、なおさらです。

しかしながら、周囲からは白衣を着た"看護師"です。病気やケガで病院へ来られた患者や家族が、楽しそうにはしゃぐあなたがたを見てどのように感じられるでしょうか。

業務中は、「こんにちは」と挨拶だけ交して近況報告など個人的な話は我慢しましょう。業務終了後であれば、私服に更衣をすませて別の場所に移動して話しましょう。

外来

●外来患者に呼び止められた

●順番はまだか尋ねられたら
「すみません、順番まだでしょうか」と外来患者に話しかけられた際に「私はここの者ではないので」と答えてはいけません。白衣を着ているあなたは"看護師"であり、あなたが外来担当か病棟担当かは患者からは関係ありません。

正しくは「はい。順番ですね。ただいま担当の者に申し伝えますので、番号をお教えいただけますでしょうか」と、いったんは受けた上で外来看護師に申し送ります。

●気分が悪いと言われたら
もし「気分が悪いんですが」と話しかけられた際には緊急性の判断も必要かもしれません。「ご気分が悪いんですね。どのように悪いかもう少し教えていただけますか」と伺うとともに顔・口唇の色や呼吸の様子などを観察して外来看護師に申し送ります。判断する自信がない場合は、「待合室で○○番の方がご気分が悪いとおっしゃっています。ご対応をお願いしてもよろしいでしょうか」など外来看護師へ依頼します。

患者が亡くなったとき

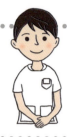

患者が亡くなったときは、家族への気遣いが必要です。具体的には、亡くなった際の一礼、家族だけの時間をつくる、家族へのケアが必要な場合は感情を吐露できるように沈黙と落ち着いた雰囲気でそばにいること、ご遺体のお見送りの際には、車が見えなくなるまでお辞儀をすること、などです。

病棟

●医師の死亡宣告時のふるまい方

家族が最期のときを看取られる場合も多くあります。病院で亡くなる場合は、担当看護師が最期のときをご一緒させていただくことも少なくありません。ふるまい方を確認しておきましょう。

医師が聴診、瞳孔反射などを経て死亡確認をします。「〇月△日〇〇時□□分、ご臨終です」などの医師の死亡宣告の声と礼に合わせて、あなたも伏し目がちな神妙な表情で一礼します。一礼は、頭が下がったところで止め数秒そのままでいます。周囲と合わせてゆっくり頭を元に戻します。ひと呼吸置いたら音を立てないように静かにそっと退室します。

●家族だけの時間

家族の悲しみが落ち着くまで、家族とご本人とだけの時間をつくります。何度も悲しみがぶりかえしておられるようであれば、悲しみがいったん小さくなったタイミングで、お声かけして退出いただきご遺体を整えます。

●エンゼルケア

最近では、家族もご一緒にケアに入られる場合もあり、この場合のお声かけの方法、また、ご遺体の処置は死因となった疾患によっては臭い対策など、工夫が必要な場合もあります。専門書などで勉強をした上であなたの病棟でのエンゼルケアを確認しておきましょう。

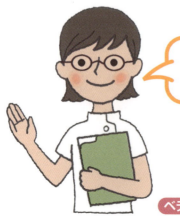

患者さんが亡くなったあとの、お見送りまでをエンゼルケアといいます。

ベテランナース

●家族へのケアが必要な場合

　家族がたった一人の身内を亡くされたなど、他にご親族がおらず、悲しみの表出が不十分、または混乱されている場合など、「よかったらおそばにいさせてください」とそばに寄り添います。

　この際のあなたの役割は、ただ静かに黙って落ち着いた雰囲気でそばにいることです。もし家族が立ったままであれば、「こちらへどうぞ」と椅子に座るよう促します。家族が立っていたらあなたも立ったままで、家族が座ったらあなたも座ります。何かお話しくださったなら、「はい」と静かに少なめにあいづちをうち、ただ聴きましょう。

　ときどき、相手の感情に関わる言葉を短くゆっくりと繰り返します。例えば「お寂しいですね」「もう少しおそばにいてほしかったですね」などです。

霊安室からのお見送り

●霊安室からご遺体のお見送り

●スタッフ同士での会話は厳禁

　霊安室へお運びしたあと、ご遺体をお見送りをする際は、スタッフ同士での会話は厳禁です。どうしても話さなければならない場合は、霊安室の外に出て対応します。霊安室の中では、家族から話しかけられた場合のみお答えします。

●お見送り後こそ行動に注意

　専門スタッフがご遺体を車に乗せドアが閉まります。家族が車に乗り込み、あなたと他のスタッフはドアの外で一列になり、車が見えなくなるまで深くおじぎをしたままお見送りします。

　お見送りしてから病院内へ戻る際にも、気を抜いて他スタッフと話してはいけません。お見送りをしたあと、車が角を曲がるそのときに、談笑するあなたたちを家族が見ているかもしれません。

　実際にお見送りのあと、家族がふと病院の方を振り返ったところ、スタッフが笑顔で会話する様子を見てしまった、自分たちに親身になってくれたと感謝していただけに、どうしてもこのことが許せない、謝罪してほしいと病院へのクレームにつながったことがあります。

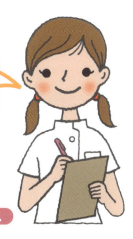

> ご家族の心のケアにつながるような最期の時間になるように工夫できたらいいんですね。

新人ナース

家族やお客様のご案内

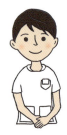
患者や家族だけではなく、役職者のお客様や関係する業者や他病院の医療スタッフなど、病院には様々な方が訪れます。「玄関まで迎えに行って○○へご案内お願い」と依頼されたときに慌てないよう、応接室や会議室の場所や道順、ご案内の方法は覚えてしまいましょう。よくあることではありませんが、ときどき道順を歩いたりドアの開け方を確かめたり、いざというときにスムーズに動けるように練習しておきましょう。

ご案内は着席まで

●来訪者の先導

　来訪者を会議室へご案内する場面を考えてみましょう。最初に目的地をお示しします。「お待たせいたしました。○○室へご案内いたします。こちらへどうぞ」と進む方角を手で示します。手は、手のひらを上に指と指の間に隙間がないようにつけて手先まで伸ばします。

　移動中は、「この先を左に曲がります」「こちらの階段を降りて3階です」など、そのつど少し手前でどの方向へ向かっているのか言葉を添えると相手は安心感を覚えます。

　相手の歩行スピードに合わせて早すぎず遅すぎず2～3歩前を歩くくらいがちょうどいいでしょう。段差がある箇所では、「段差がありますので、お足元にご注意ください」など、前もってお声かけすることで、相手が躓いて気まずい思いをせずにすみます。

●ご案内時のドアの開け方

　案内者であるあなたがドアを開けて、相手を先に通すのが原則です。扉を引いて開けるドアの場合は、左手でドアノブを持ちドアの左側で待ちます。ドアが右側についているときは右手でドアノブを持ち、ドアの右側で待ちます。相手を先に部屋の中に入れ、あとから続いて部屋に入り、ドアを閉めます。

　押して入るドアの場合は、あなたがドアを開いて先に中に入り部屋の中で相手を迎え入れます。ドアが左側についている場合は、右手でドアノブを左手でドアをおさえてドアが大きく開いたままになるようにします。ドアが右側についている場合は、左手でドアノブを右手でドアをおさえます。開けたドアは手をそえて音が立たないように静かに閉めましょう。

●着席まで見届ける

　部屋に入ったら「どうぞこちらにおかけください」と上座を示して着席していただきます。

　上座は次項で説明しますが、ご案内する場所によって異なる場合もあるので、あらかじめ下見をして、マナーに詳しい方に確認しておくと慌てずにすみます。

▼引くドア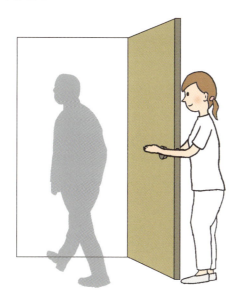

▼押すドア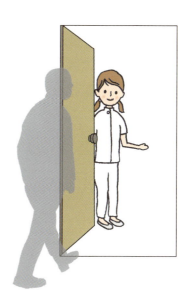

➕ ご案内後も最後まで責任を持つ

●部屋を出る
来訪者が着席されたら、「ただいま○○に確認してまいります。少々お待ちください」と一礼して部屋を出ます。

●お待たせする場合
お約束の時間から5分以上お待たせした場合には、謝罪した上で事情とおおよその待ち時間を伝え、ご都合を伺います。例えば「申し訳ありません。ただいま○○は緊急対応をしており、お待たせしております。あと10分か15分ほどで参る予定です。ご迷惑をおかけいたします。○○様、お待ちいただくことは可能でしょうか」などです。

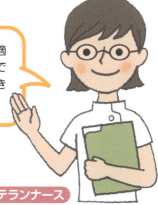

ご案内する部屋は、掃除されているか、適温かなどを事前に確かめましょう。適温でなければ、前もってエアコンを入れておきます。

ベテランナース

3 病棟外での接遇・マナーのキホン

どこに座る？（上座と下座）

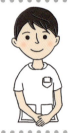

原則として、入口から遠い席が上座、入口に近い席が下座と覚えます。施設内で使用する場所はある程度限られます。家族やお客様などご案内する可能性があるそれぞれの部屋を確認しておけば、いざというとき慌てなくてすむでしょう。また急な上司との出張など移動の際に困らないようタクシーや新幹線での上座も確認しておきましょう。

入口から遠い席が上座

●応接室

床の間や絵画、つぼなど鑑賞するものがある場合は、それを見やすい側が上座になります。また、椅子の形が長椅子ソファとひじ掛けソファがある場合は、長椅子ソファタイプが上座になります。

長椅子型とひじ掛けソファ
番号❶が最も上座、順に下座に向かう

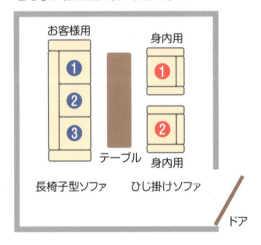

すべてソファだった場合

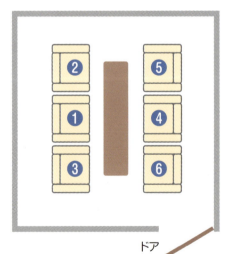

●**会議室**

議長席が最も上座になります。役職の高い順に議長席の右隣、左隣と座っていただきます。ただし、会議室に固定式のモニターや画面がある場合にはそれらが見やすい席が上座となります。

資料配布する際は、上座から下座へ順に配布します。ただし会議に参加される方がお越しになるタイミングでの配布は、着席されようとする際に邪魔をしてしまいます。会議開始前に各々の席に資料を置いておくとよいでしょう。

会議終了後は、上座の方から順に退出をします。狭い会議室で入口近くに座るあなたが退出の妨げになる場合は、先に会議室の外に出ます。片づけなどがあり残る場合は、邪魔にならないよう離れた場所で全員の退出を待ちます。

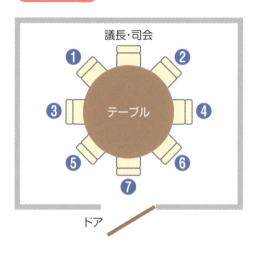

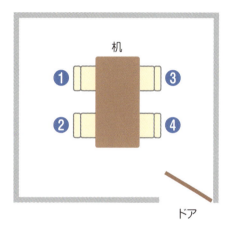

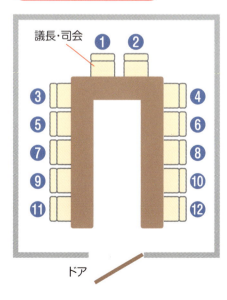

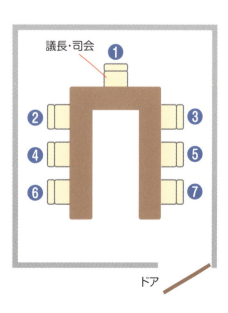

●タクシー

原則は図のとおりですが、後ろに3人座る場合、一番奥まで入られることをご面倒に思われる方、助手席にゆったり座りたい方もいらっしゃいます。「奥の席で（または後ろの席で）よろしいでしょうか」と乗車前に伺い、ご希望された席にご案内します。

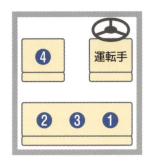

●新幹線

原則は図のとおりですが、携帯電話の使用やお手洗いの頻度などで通路側にお座りになりたい方もおられます。また、女性の方など窓側の日差しを気にされる方もおられます。着席される前に「窓側でよろしいでしょうか」と伺います。また、遠方からのお客様には、より美しい景色や観光名所の見える側をご案内すると喜んでいただけるかもしれません。

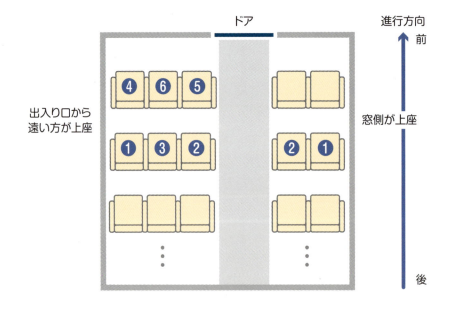

お茶を出す

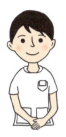

看護師がお茶を出すことは少なくなってきましたが、いざというときに慌てないためにも、また、プライベートでも役立つ技術ですので、練習しておくとよいかもしれません。お茶はぬるめの湯で入れ、お客様から先にお出しします。茶碗は、絵柄があれば絵柄がお客様に向くように置きます。全員にお茶を出し終えたら、話し合いの邪魔にならないようにお盆を脇に抱え静かに退出します。

準備

●お茶の準備

お湯は、水道水を使う場合5分程度沸騰させたあとに使うとよいでしょう。煎茶なら80度くらいがお茶をいれる温度の目安です。100度の湯を冷ますには、使用する茶碗に湯だけを入れて3〜4分ほど待つと、およそ80度くらいになります。

茶碗の湯を茶葉の入った急須に入れます。煎茶なら30秒ほど待って、すべての茶碗のお茶の色が同じ濃さになるように、同じ量ずつ茶碗に入れます。茶碗に入れるお茶の量は7分目程度です。

急須に残ったお湯は捨てます。運ぶ途中で茶たくにお茶がこぼれることもあるため、清潔なふきんを持参すると便利でしょう。

> ふきんは、お茶をお出しする直前に茶たくのお茶を拭き取るのに使うんですね。

新人ナース

お茶の出し方

●お出しする順番

必ずお客様から先にお出しします。例えば、看護大学の学生が看護部長を訪れた場合でも、看護部長はあなたからは身内です。お客様である学生に先にお茶をお出しします。

●茶たくは両手で

もし、お部屋にサイドテーブルなどがあれば、お盆をいったんそこへ置きます。茶たくにお茶がこぼれていれば、ふきんで拭きとります。

茶たくつきの茶碗を一つずつ両手でもってお客様に運び、お客様の利き手側（右利きなら右側）からお出しします。書類などがありお客様が筆記具を使用されているようでしたら、利き手と反対側（右利きなら左側）に出してもかまいません。

お盆を置く場所がない場合は、左手でお盆を持ち右手でお茶を出します。茶碗に絵柄があれば絵柄の中心をお客様に向くように置きます。

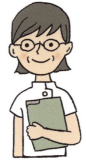

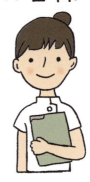

最後まで気を抜かずに

●退室

全員にお茶を出し終えたら、話し合いの邪魔にならないよう静かにドアの方へ歩きます。お盆を脇にはさみ黙礼して部屋を出ます。ドアは音がしないよう手で押さえながら閉めます。

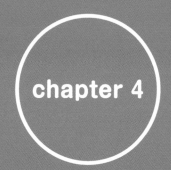

ナースステーションでの接遇・マナーのキホン

スタッフ間のスムーズな連携や信頼関係の高さは、
患者や家族への応対やケアの質に反映します。
また、スタッフ間のコミュニュケーションが良好なことは、
患者や家族の安心感につながります。
さらに、スムーズな人間関係は、
あなたが仕事が楽しいと感じるための重要な要素です。
スタッフへの「気遣い・思いやり」を練習しましょう。

報告・連絡・相談

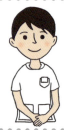

「報告・連絡・相談」は、簡単なようですが、タイミングよく適切に行うには、練習が必要です。"誰に"、"何を"、"報告か連絡か相談か"、"相手に何をしてほしいのか"を適切なタイミングで行うのは、特に最初は難しいかもしれません。時間はかかっても最初のうちは、箇条書きにメモして、整理してから伝える練習をするとよいでしょう。だんだんとメモがなくてもできるようになります。

 「報告」のキホン

●結論、経過の順で話す

①結論、②経過の順で話します。

例えば、①結論「報告します。Aさん、10分前にバイタル再検して37.8度の発熱でした。このまま経過観察で夜勤帯に送ります」、まず相談なのか報告なのか明確にした上で、「○○なので、○○します」または「○○しました。理由は○○です」などのかたちで簡潔に伝えます。その上で、それまでの経過を伝えます。例えば、②経過「入院時に39度の発熱で胸部レントゲン、生化血算の採血をしてすぐに担当医指示の座薬入れました。5時間後にバイタル再検して、37.8度でした。37度台に下がれば経過観察と担当医の指示でした」

さらにほしい情報があれば相手はあなたに質問をしてくれます。

●はじめのうちは、質問への応答で報告する

新人のうちは特に「○○は確認していないの？」など情報不足を指摘されることが多いでしょう。このため、あなたは、先輩に指摘されまいとすべてを一度に伝えようとしてしまうかもしれません。しかしながら最初の頃は、自分が重要と思う報告内容と先輩が重要と思う内容とがずれることも多々あります。

無駄な報告を聞かせてしまわないためにも、やりとりの中で報告していき、先輩がどんな情報を重要としているのかわかってきたら、まとめて報告するのも一つの方法かもしれません。

 やり取りの中で報告する：指示された仕事が終わり次の仕事をする
指示された仕事が終わったら速やかに指示した人へ報告します。

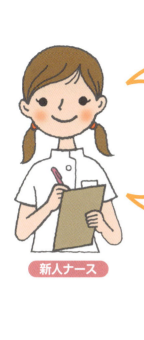

報告します。○○さんのバイタル測定、清拭と足浴終わりました。○○さんの記録をしてから、△△さんの排泄誘導をしようと思います。

バイタルは問題なかったのよね？

はい。体温、脈、呼吸すべて正常で血圧は156/90mgHgでした。自覚症状はなくご本人の希望もあり清拭をしました。終了後、血圧148/90mgHg、本を読まれるとのことで半坐位で上着を着ていただいてます。

新人ナース

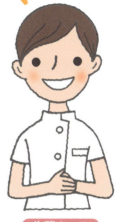

△△さんの自立度はわかってる？

先輩ナース

昨日から看護師付き添いでお手洗いまで歩行可です。

できる？

一昨日○△先輩に□□さんの手洗いまでの歩行介助を見てもらいました。できると思います。

前の排尿時間は？

記録を確認して9時30分でした。

新人ナース

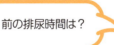

ご本人に伺って尿意がなければ1時間後にもう一度誘導して。

はい。わかりました。

先輩ナース

> **例** まとめて報告する；指示された仕事が終わり次の仕事をする
>
> 同じ内容をまとめて伝えると次のようになります。「報告します。○○さんのバイタル測定、清拭と足浴終わりました。○○さんの清拭前のバイタルは体温、脈、呼吸すべて正常で血圧は156/90mgHg、自覚症状はなくご本人の希望もあり清拭をしました。終了後、血圧148/90mgHg、本を読まれるとのことで半坐位で上着を着ていただいてます。次に△△さんの排泄誘導をします。△△さんは、昨日から看護師付き添いでお手洗いまで歩行可になったと申し送りがあり最後の排尿は9時30分でした。ひとりで介助させていただいてもよろしいでしょうか」

● **指示された仕事が終わらず予定より時間がかかっている**

指示された仕事が予定よりも時間がかかっている場合は、中途報告をします。「報告します。○○さんの清拭と足浴予定よりも30分遅れています。今、バイタル測定と足浴まで終わりました。これから清拭をして終了予定は○時○分頃です」など、どこまで終わっていてこれから何をするのか、いつ終わるのかを報告します。

● **報告するべきことか迷う**

報告するべきことか迷うときには、「念のため○○について報告します」と言ってから結論に入ると言いやすいでしょう。もし報告が不要なことであれば、この時点で相手が「それは報告しなくても大丈夫」と言ってくれるかもしれません。

● **たぶん、だろうに注意**

医療ミスの多くはコミュニュケーションミスだと言われます。"多分、大丈夫"、"だろう"と感じたときには、必ず上司や先輩に確認しましょう。

確認したときには、あなたを面倒がるような表情をするかもしれません。そういう表情を見ると、「言わなきゃよかった」と思うこともあるでしょう。けれど、最終的には上司や先輩に"彼女はわからないことを必ず確認する"という安心感や信頼感を持ってもらえます。

● **時間はとってもらえたが相手に余裕がない**

報告する際に、相手が忙しくて余裕がなさそうだなと思うときは、口頭報告とともに重要な内容を箇条書きでメモにして渡すのも一つでしょう。渡す際には、「いまご報告したことのメモです。お渡ししてもよろしいでしょうか」など依頼のかたちで尋ねます。メモになっていれば、相手があとでそれを見返したときに整理しやすく、記憶に残りやすいという利点があります。

「たぶん」「だろう」に注意ですね。医療ミスの多くはコミュニケーションミスだそうです。

新人ナース

● メモで報告する

報告したい先輩看護師の手があかず、メモで報告する場合には、「誰が」「いつ」「誰に(何に)」、「何を＋(説明が必要な内容であれば)なぜ」「どのように」「どこで」を加えます。

> 例　メモでの報告
>
> 佐藤の報告です。(誰が)
> ○○さん　10：00　バイタルは体温、脈、呼吸すべて正常で血圧は156/90mgHg、(いつ、誰に、何を)
> 　　　　　10時40分　清拭、足浴、終了し終了後血圧148/90mgHg (いつ、誰に、何を)

連絡

●他スタッフへの伝言を頼まれた

●メモをそのまま渡す

他スタッフから伝言を頼まれた場合は、必ずメモをとり「○○さんへ、○時までに～とお伝えします」と復唱して内容を確認します。

伝言を伝える相手へは、「△△さんより、○時までに～をお伝えするよう言われました」と口頭で伝えた上で、「こちらがいまお伝えした内容です」とそのメモをそのまま手渡します。

相談

●誰にするか

あなたの相談内容によって誰に相談するかが変わる場合があります。

新人のうちは、日々の業務や勉強の方法など原則としてプリセプター＊(メンター)の看護師でしょう。プリセプター(メンター)の不在日はリーダーが代わりを務めてくれるかもしれません。あなたの勤務や勤怠については、病棟師長がその責を負っていることがふつうです。

もし誰に相談するか迷うときには、あなたのプリセプター(メンター)や信頼できる先輩に「○○について相談したいんですが、どなたに相談するのがよいでしょうか」と素直に尋ねましょう。

●相談のキホン

●問題点、自分の考え、相手にしてほしいこと、補足情報の順に話す

①問題点、②自分の考え、③相手に何をしてほしいか、④補足情報の順に話します。

例えば、①「○○さんの血圧が210/110mgHgで頭痛を訴えています」、②「担当医へ報告し対応を聞いた方がよいと思うのですが対応がそれで良いか自信がなくて、③△△さんならどうされますか」④「指示簿を確認しましたが血圧上昇時の指示はありませんでした」などです。

相談するときは、"私が最終的に決定するための情報をもらう"という意識でいるようにしましょう。

＊**プリセプター**　現場における先輩看護職員のこと。メンターは仕事における指導者や助言者をいう。

相手に情報を伝えて"あとはお任せ"という意識では、"相談"ではなく仕事の"押しつけ"になります。もし②自分の考えがまったくわからない場合でも、「このあとどう対応してよいかわからなくて困っています」③「△△さんならどうされるか、アドバイスいただけますか」と何をすればいいか意見を聞いた上で対応は自分で行います。

● 「あとは引き受ける」と言われたら

相手が「あなたではまだ対応できないわね」「あとは引き受けるわ」などと言われてはじめて相手に責任が移行します。それまでは、"自分の仕事"として最後まで責任を果たす努力をします。

この際は、「申し訳ありません。よろしくお願いいたします」と対応を代わってくださることへの礼を言葉で伝えましょう。

● いまやっている仕事が終わってないのに仕事を頼まれた

"至急だ"という仕事の依頼が重なった場合は、どちらを優先したらよいか、あとの依頼者に確認します。

例えば、あなたがA先輩から「これ急ぎだから」と言われた採血をして検査室へ検体を持参する途中、B先輩から「ちょっと至急来て」と呼ばれたとします。

「はい。申し訳ありません。いまA先輩から言われて、至急の検体を検査室へ持っていく途中です。どちらを優先したらいいでしょうか」とB先輩へ尋ねます。

失敗したら・緊急時

● 失敗、緊急時はすぐ報告・相談

"しまった"と感じたミスやインシデントこそ、すぐに報告します。また緊急時もすぐに報告・相談します。

報告する相手が誰かと話している途中であれば、まず報告したい旨を伝えます。

すぐに対応すれば状況が変わる可能性が高い場合は、「お話し中に失礼します。急ぎでご報告と相談をさせてください」、すぐに対応しても状況が変わらない場合は「急ぎのご報告と相談があるので、近くにおります。お話が終わったらお声かけくださいますか」と伝えます。判断できない場合は前者で対応します。

もし、あなたのプリセプター（メンター）の看護師が不在であれば、「今日は○○さんが不在ですが、急ぎの相談があります。○△さんに相談してよろしいでしょうか」など、ミスやインシデント、緊急時への対応を判断できる人へ、できるだけ早く報告・相談します。

ふるまい方

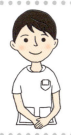

最近はオープンカウンタータイプのナースステーションが増えました。ステーションでのふるまい方は、上司や先輩看護師だけではなく、他スタッフや患者や家族など多くの人が見ています。
物品の扱い方や効率良い動き方を練習するのは最初は大変ですが、慣れてしまえばより早く適切にまた美しく仕事ができるようになります。

病棟の物品の取り扱い方

●物の手渡し方

書類は、表紙や表面を相手が文字が読める向きで、相手の胸の高さに差し出します。相手が受け取りやすく、何の書類か見やすいようにするためです。ペンや筆記具は、尖ったペン先側を自分側に、受け取る相手がそのまま手にとって書けるように差し出します。はさみやカッターなどの刃物類は、刃側を自分に、持ち手を相手に向けてお渡しします。

●物品を使用するとき

物品は使用したらすぐに元に戻しましょう。急ぎの仕事が続いて、どうしてもすぐに片づけられない場合は、"○○が○時までに片づけます"などのメモを貼ります。

共有のものを使用する際には、近くの人に「○○使います」と声をかけて持ち出します。もし、声をかける人がいない場合は、「13：30〜佐藤が○○使用中です」「13：30〜○○を持ち出し中です。佐藤」など持ち出したものと時刻がわかるようにメモを残します。

●不足していたら補充する

あなたが使ってなくなった消耗品、医療器具、コピー用紙など事務用品は、最後のあなたが補充しましょう。もしあなたが使おうと思ったものが不足していたら、"あなたが最後の人"です。

備品がなくなったら、補充しておいてほしいと思いませんか？

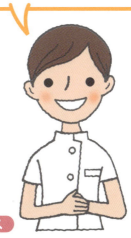

充電が必要な機器は、次の人がすぐに使えるように、使用後には充電しておきましょう。

先輩ナース

同僚・先輩との会話

●私語

ナースステーションでの私語、笑い声は避けましょう。特に夜間帯は寝静まっていて、大きな声で笑うと響きます。仕事の話でもふだんから小声でゆっくり話す、声を出して笑わない練習をしましょう。

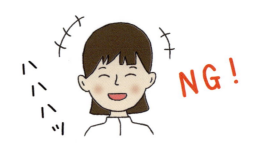

その他

●ナースコールへの応対

ナースコールに答えて「伺います」と言ったあとに、無言でその場を去るよりも「○○号室○○さん伺います」と声に出すとよいでしょう。あなたが○○さんに対応中だと他の人が知ることができます。

また、あなたがナースコールへの対応業務を積極的にしている印象や"行ってもらって助かる"と思ってもらえたり、「ご苦労様」と声をかけてもらいやすくなるかもしれません。

●所要時間の感覚を身につける

最初のうちは、自分がその作業をするのにどのくらい時間がかかるかわからなかったり、時間配分が難しいことがふつうです。ナースステーションを出発した作業のはじめと、ステーションに戻ってきた終わりで、時計を見て時間をメモをしておくことで、その作業のおおよその目安となる時間を把握します。

また、看護師は、想定外に起こる仕事も多くあります。予備時間を含んだスケジュールを組み立ててそれらに備えましょう（コラム　ゆとりを生む工夫➡p.25参照）。

看護師のうわさ話は患者や家族に聞かせない

清拭や処置をする際に、患者のベッドごしに他の看護師や医師のうわさ話や悪口などを言ってはいけません。気心の知れた先輩や同僚と一緒のとき、特に意識レベルの低い方へのケア時に、話題になりやすいようです。

一般に、医療チームが信頼し合い助け合っていると思えるほど、患者は医療スタッフ全体へ安心感、信頼感を持ちます。あなたの会話を耳にした患者や家族は、あなた個人を安心できない、信頼できない看護師だと思うだけでなく、チーム全体への信頼感も低めてしまいます。どうしても話したい場合は、更衣室、職員専用食堂など、確実に患者や家族がいない場所でしましょう。

電話

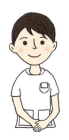

病棟への電話は病院内の内線や外線いずれもかかってきます。あなたの対応で病院や病棟の接遇の質が判断されてしまいます。一連の応答の言葉づかいは覚えてしまいましょう。また、口調はあなたの表情を反映します。相手からは見えませんが、電話も笑顔で話します。時間や余裕のないときの電話こそ、いらいらした様子を相手に伝えないように、いつもよりゆっくりした口調と笑顔で話すようにします。

固定電話

●電話に出る

3コール以上電話が鳴った場合は、「お待たせしました」から始めます。次に「○○病棟の佐藤です」とあなたの苗字を名乗ります。ときどき電話に出て「はい」とだけ短く答えている看護師を見かけますが、これは、電話の向こうの方にしてみれば、どこの誰にかかったのかがわからず、不安になります。また、不安になって「えっと、○病院○○病棟の方でよかったでしょうか」と相手から再確認するお手間をとらせてしまいます。

●用件を受ける

●取り次ぐ相手がいるとき

電話をかけてきている方のお名前、取り次ぐ相手の名前を復唱します。

「はい○○様ですね。看護師の△△でございますね。このままでお待ちください」このように声を出して確認することで、取り次ぐ相手の△△さんは、自分への電話だ、と気づきスムーズに電話を代わることができます。

もし相手が名乗らない場合は「失礼ですが、どちら様でしょうか」と伺います。相手の名前が聞きとれなかった場合は、「申し訳ありません。お名前をもう一度いただけますでしょうか」と依頼します。

●取り次ぐ相手を探す

取り次ぐ相手がステーション内不在の場合、近くを探しにいく場合は「はい○○様ですね。看護師の△△でございますね。近くを探してまいります。このままでお待ちください」

1分以上お待たせしたら電話に戻り状況を説明します。「申し訳ありません。近くにはおりませんでした。さしつかえなければご用件をお伺いし、△△より折り返しお電話申し上げます」「念のためお電話番号を伺ってもろしいでしょうか」と申し上げ、相手の氏名、用件、電話番号をメモします。

○○年○月○日　PM16:10
NS佐竹さんへ
△○医療器械の
□□さんよりTELありました
おりかえしTELお願いします
TEL 03-3014-××××
対応　佐藤

また、電話を切ってからでかまいませんので、電話を受けた日、時間、応対したあなたの名前も書いておきます。

●取り次ぐ相手が不在の場合

　「申し訳ありません。△△はただいま外出しております。さしつかえなければご用件をお伺いし、△△より折り返しお電話申し上げます」「念のためお電話番号を伺ってもよろしいでしょうか」
　△△さんがいつ次回病棟に出勤するか予定がわからない場合は「予定を確認いたします。少々お待ちください」「△△が次に参りますのは来週の水曜日でございます。間に合いますでしょうか」と相手の立場に立った尋ね方をします。

●電話を切る

　要件を復唱し、再度名乗って電話を切ります。「～ですね。承知いたしました。△△に伝えます。私、佐藤が承りました」などです。電話をかけてこられた方が切るまでそのまま待つのが礼儀ですが、あまり長く待つようでしたら、受話器を持っていない手の方でフックを静かに押して電話を切ってから受話器を置きます。話が終わったとたん、がしゃんと電話を置いている人を見かけますが、相手に、がしゃんという粗暴な音を聞かせて驚かせ不快にさせてしまいます。

●電話があったことを伝える

　取り次ぐ相手がステーションに戻ってきたら電話があったことを伝えます。「○時頃、○○様からお電話がありました。ご用件は～とのことで、折り返しお電話ほしいそうです。番号はこちらにあります」とメモを渡します。

院内携帯電話

　院内携帯電話PHSを病院から支給されることも増えてきました。病棟の廊下や患者の部屋やお手洗いなど、いつどこでかかってくるかわかりません。電話をかけるときも受けるときも、あなたのいまいる場所が、話しをするのにふさわしいかをまず考えます。

●電話をかけるとき

　「○○病棟の○○です。いまお時間よろしいでしょうか」相手の都合を確認してから話し始めます。

●電話を受けたとき

　「はい。○○病棟の○○です」「少々お待ちください」「いま手が離せませんので15分後にこちらからお電話いたします」など、たとえ相手が同僚であっても敬語で話します。

●ナースステーション

　個人情報を守れる場所まで移動して、そのまま会話を続けてかまいません。ただし、大声をはりあげたり、歩きながらの会話はやめましょう。プライベートの話や冗談を笑いながら話すのは不適切です。

●患者の部屋、お手洗い、廊下

　個人情報に関する話はできません。最低限の会話にとどめます。相手に聞こえる最小限の音量で話します。
　聞こえづらいようでしたら、いったん電話を切り、話せる場所まで移動してかけ直します。歩きながらの通話は危険です。廊下でかかってきたときは、立ち止まって電話に出ます。

メール

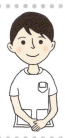
最近では、病院スタッフもメールアドレスをもつことが増えてきました。また、院内ネットワークが整備され、会議のお知らせなど、以前は紙を回覧していたような内容についてメールで周知する施設もあるようです。今後は、病医院間や在宅医療施設など地域との連絡も増えてくるかもしれません。正しいビジネスメールの書き方を確認しておきましょう。

病棟のパソコンを使用する前に

●院内規定や情報管理方法の確認

通常は規定や情報管理方法についての研修があると思います。しかしもし研修がない場合でも、どのようにウイルス対策がなされているかだけは確認しておきましょう。病棟ごとに更新する規定になっている場合、最新版にアップデートされていることを確かめます。

ビジネスメールの書き方

●おおむね同じパターンで構成される

ビジネスメールは、記載する内容や定型表現など、おおむね同じパターンで構成されます。したがって、一度それを覚えてしまうことで、スムーズに書くことができます。

ビジネスメールは、次のようにできるだけ短く簡潔に書きます。

> いちどひな型を作ってしまうと、その後は修正をするだけでいいので楽ですよ。

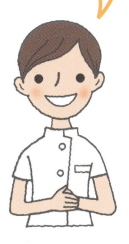

先輩ナース

タイトル　第3回多職種連携会議開催のお知らせ　← 要件が一目でわかるタイトル

【要ご返信】や【要ご確認】など、お願いしたいたいことをタイトルの前につけても可

【要ご返信】第3回多職種連携会議開催のお知らせ

CC　宛先に加えて複数宛先にメールを送りたいとき、CC宛先へメールを送付したことを知らせたいときに使用。メールアドレスはすべて表示されるため、宛先内の連絡先は公開されているか、すでに共有されていることが必要

BCC　CCではメールアドレスはすべて表示されるため、メールアドレスを非表示にしたい、または、他に誰に送ったか秘密にしたい場合に使用

宛名
○△□総合病院　褥瘡認定看護師
齊藤　南様

平素はお世話になっております。先日は雑誌△の件でありがとうございました。
○○○病院、内分泌科の佐藤です。　← 顔文字や機種依存文字は使用しない

表題、下記のように詳細が決まりましたので
お知らせいたします。

つきましては、ご多用のところ恐縮でございますが
添付資料をご確認の上、ご参加くださいますようお　← 添付ファイルは容量を確認
願い申し上げます。

尚、○月△日までにご出欠の可否を佐藤 maru_hp@byoin.co.jp までお知らせください。

記

日時　○月□日（月）
場所　○△□総合病院第三会議室　← 添付文書を開かなくても概略がわかるように記載する
○△□総合病院アクセス
URL　← 病院アクセスのWebページのURLを記載

以上

○○○病院、内分泌科
看護師　佐藤　緑
〒　住所　○○○
TEL　03-0000-0000
Mail：maru_hp@byoin.co.jp

個人情報の守り方（電話、他編）

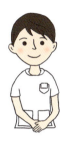

ステーション窓口や電話へは様々な問い合わせがきます。例えば、ある看護師が働いているかという問い合わせに答えてはいけません。看護師などスタッフの個人情報も守る必要があります。また、SNSやブログ、ツイッターなど、不特定多数が閲覧できるWeb上に患者や家族、スタッフの個人情報を絶対にアップしてはいけません。もちろんこれらについて、あなたの友人や家族に話すこともしてはいけませんし、スタッフ間の情報伝達も秘密が守られる場で行います。

病院で個人情報を守る

●ステーション窓口での問い合わせ

窓口へいらした親族と名乗る方から「○○さんはいまどんな具合でしょうか」と聞かれても答えてはいけません。本当にご親族かどうかわかりませんし、もしご親族であった場合でも、誰に何を話すかは患者や家族が決めることです。

「申し訳ありません。私どもの方からはお答えいたしかねます」などはっきりとお断りします。

本来は「○○さんは入院していますか」「○○さんは何号室ですか」という問いにも答えてはいけません。しかしながら、入院患者の氏名を部屋の入口に表示している病棟の場合は、面会簿に記載いただくなどで、身分を確認した上で何号室かお教えする場合もあります。

また、トラブルを防止するためにあらかじめ患者本人へ、入院を知られたくない人がいるかどうか入院時に確認しておくのも一つかもしれません。病棟の方針を確認しておきましょう。

●電話での問い合わせ　患者の家族と名乗る方

家族だと名乗る方からの電話だからといって、その方が入院しているかを含めあらゆる情報を話してはなりません。なぜなら、電話は声だけですので本当に名乗った当人であるかを確認ができないからです。

電話の相手の声からほぼ家族だと確信できる場合であっても、次のようにお願いして入院時にいただいた連絡先へ病院からかけ直します。

「申し訳ありません。安全上の理由でこのままお話しを致しかねます。該当のお電話番号へこちらからすぐにお電話申し上げたいのですが、よろしいでしょうか」

また、原則、かけ直した場合でも病状、病名などを含めあらゆる情報を話してはなりません。電話の向こうの状況は、わからないからです。

外出や外泊中の患者、家族からの緊急対応の電話はこの限りではありません。判断に迷う場合には、先輩や上司に電話を代わってもらいましょう。

●スタッフ間の情報交換

あなたが話そうとしている場所は、その話をするのに適当な場所でしょうか。家族や患者も飲食可能な病院内レストラン、廊下やエレベーター、売店の近くなど、不特定多数の人がいる場所で個人名や病名を含む話をすれば、その場にいる人にはそれらが知れてしまいます。

個人名を出さずに「あの人のあれ、大丈夫かね」「ダメだと思います」と抽象的に話していた場合でも、それを近くで聞いた患者が自分の病気が実はもうだめだという話だと勘違いしてしまうかもしれません。

報告・連絡・相談は、原則ナースステーションなど情報が守られる場所で行います。

病院のパソコンを使った作業

●電子データ

最近は、電子カルテやパソコンを使って患者サマリーを作成するところも増えました。

仕事を家でしようと患者の情報をUSBなどに入れて持ち帰ってはいけません。病院の情報は病院内でとどめます。USBを持ち帰りあなたの自宅のパソコンで作業中に万が一ウイルス感染して情報が流出したり、また、通勤途中で情報の入ったそれを紛失したら、病院全体の大問題に発展します。

●職場のパソコンのウイルス対策

最近では、巧妙な手段でウイルスを感染させようとすることが増えました。例えば、「安全管理委員会のお知らせ」など、病院でありそうなタイトルと内容をメールで送り、添付文書を開かせて感染させるなどです。少しでも怪しいと感じたら自己判断せず、情報管理室などセキュリティの専門家へ連絡して対応してもらいます。

万が一感染するようなことがあれば、病院だけではなく、病院がやり取りをしている関連機関全体へウイルスが波及し、個人情報の流出などが起これば、多くの施設や関係機関を巻き込んだ大問題へと発展しかねません。

あなたのプライベートで

●SNS、ブログ、ツイッター

不特定多数の人が閲覧できるWeb媒体（Facebookなど友人限定であるものも含む）に、患者を特定できる恐れのある情報をアップしてはいけません。これらは守秘義務違反にあたり、訴訟や処分対象となる可能性もあります。

何が個人情報となるのか見極めるのは専門家であっても難しいことがあり、原則、患者や家族についてはいっさい情報をアップしない方が安全でしょう。

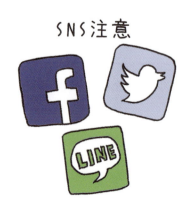

●あなたの友人や家族

あなたがリラックスできるあなたのご家族やご友人の前では、気が緩んでなんでも話していいような感覚になるかもしれません。しかしながら、ご家族やご友人に対しても、あなたには業務上知り得た情報を漏らしてはならない守秘義務があります。あなたがどんな仕事をしているかを話すのはかまいませんが、特定の個人がわかる内容にならないよう気をつけます。

●通勤途中など

うわさ話や患者への心配からであっても院外で患者や家族について話してはいけません。通勤途中に同僚や先輩と電車やバスの中で、または、帰りに寄ったカフェでなど、ふと気が緩んだときにこそ、話さないよう気をつけます。例え個人名を出していなくても、知っている人が聞けば、ご自分の家族・知り合いのことだとわかりますし、万が一、ご本人が秘密にしている人へ情報が伝わってしまったら訴訟にもなりかねず、取り返しのつかないことになります。

●院外で患者や家族に会った場合

まったく挨拶をしないのは失礼ですので、軽く「こんにちは」とだけ挨拶をしてその場を離れます。入院していたこと自体が患者や家族にとっては守秘情報にあたります。

ただし、患者の方からあなたに近づいて「僕が入院していたときにお世話になった看護師さん」と、一緒にいる方にご紹介くださったときは、それを否定する必要はありません。「こんにちは」と笑顔で挨拶をします。

その方がご自身で入院中のことやご病気の話をされるぶんにはかまいませんが、あなたがそれらについてお話ししてはいけません。

患者から「あのときのあれってなんていうんでしたっけ?」など問いかけられたときには「申し訳ありません。院外ではそういったお話はできないんです」とだけお伝えします。

可能であれば、そのようなことになる前に「このあと約束がありますので失礼します」など、雰囲気が壊れないように早々においとまする方が無難でしょう。

スタッフに関する情報の問い合わせ

●電話での問い合わせ(スタッフ編)

電話では勤務しているスタッフの名前から患者の病状まで、あらゆる質問に答えてはいけません。上記と同様に、電話は声だけですので本当に名乗った人であるか確認ができないからです。

また、誰がどこで働いているかというのもスタッフを守る意味で安易に答えてはいけません。

「そこに○○という人いますか」など、不審な電話へは、病院の場合、総合受付や総務部などで対応している場合もありますので、担当部署を確認しておきましょう。

「申し訳ありません。個人情報になるためお答えできかねます。恐れ入りますが担当部署へおかけ直しいただきご確認くださいますでしょうか」などとお答えします。

担当部署や代表電話などの電話番号は、病院ホームページなどで公開されているものであればお教えしてかまいません。

休暇、遅刻、早退

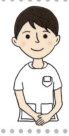
遅刻、早退、休暇を申し出る際は、依頼のかたちでお願いします。また、長期の休みをいただく場合には、できるだけ早く責任者へ伝えることで希望が通りやすいことが多いでしょう。
いずれの場合も、自分がいないぶんを他の人がカバーしてくださっているという感謝の気持ちを忘れないようにしましょう。

遅刻／早退

●遅刻

　遅刻することがわかった時点で電話連絡をします。「申し訳ありません。電車の大幅な遅れがあり勤務に遅れます」
　もし見通しが立てば「○時頃には到着できると思います」と到着予定時刻を申し添えます。
　到着した際は、「ご迷惑をおかけして申し訳ありません。ありがとうございました」と謝罪と感謝の意を伝えます。

●早退

　上司へ「先ほど家族から○○○○との連絡があり、至急自宅に戻らなくてはならないのですが、早退してもよろしいでしょうか」とお願いします。
　許可を得て、同僚や先輩へ申し送りをして仕事の段取りをしてから早退します。もしあなたが小さいお子さんや家族の病気や介護の状況があるようなら、ふだんから上司へ可能な範囲で伝えておくと、このようなときに早退しやすいかもしれません。

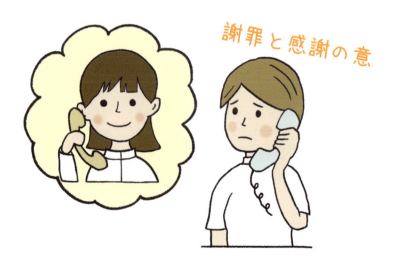

謝罪と感謝の意

休暇

●急病など突然の休み

日勤帯の看護師が出勤する時間帯になったら、あなたの勤怠を管理している上司(多くの場合、師長)に電話で連絡をします。

「おはようございます。熱が出てしまい今日お休みをいただきたいのですが、よろしいでしょうか」

上司が出勤していない場合には、出勤する時間に再度かけ直します。また、先輩や同僚に電話を代わってもらい、担当患者との予定やお願いしたいことを依頼します。後日、回復した際には個別に十分にお礼を言いましょう。

また、回復して最初に出勤した朝には、例えば「先日は急に休んでしまいご心配ご迷惑をおかけいたしました。申し訳ありませんでした」「フォローくださりありがとうございました」など、申し送り前後などスタッフ全体へ言葉で謝罪と感謝の意を伝えます。

●休暇の申し出方

●短期の休暇

文章の終わりを依頼のかたちにしてお願いします。

「お休みをいただきたいのですが、よろしいでしょうか」「〇〇日から〇〇日の間で△日間休みをいただきたいのですが可能でしょうか」などです。

決定権が相手にある依頼の言い方の方が相手に不快感を与えにくく、かえって休みを取りやすくなります。

休む理由や行動の予定は、可能な範囲で伝えることで人間関係がぎくしゃくせずにすむでしょう。例えば、「実家の両親のことで」「子どもの運動会で」など簡単に伝えます。

●長期休暇

もし、あなたが、長期に休んでの旅行を予定している場合は、可能な限り早くお願いしておくとよいでしょう。

「再来月に旅行へ行くので6日間お休みをいただけないでしょうか」と言うよりも、「来年の4月に旅行へ行くので6日間お休みをいただけないでしょうか」と早めに伝えた方が、明らかに休みを取れる確率が高くなります。

海外旅行や遠方への旅行であれば、出かける際には、行先と緊急連絡先を責任者へ伝えておくとよいでしょう。

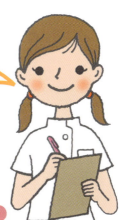

同僚や先輩が休むときは、お互いさまの気持ちで、できる限りフォローしたいですね。

新人ナース

休憩する

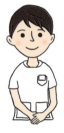
疲れない程度に一緒に休憩に入ったスタッフの話に加わります。疲れるようであれば、直接尋ねられたときや視線を向けられたときだけは笑顔で答えるようにします。休憩時間は先輩に相談するチャンスですが、この場合も先輩の休憩時間を奪わないよう了解をとりながら相談します。一人になる方が休まるようなら、周囲の雰囲気を壊さないように一人になる時間を作りましょう。

休憩所

●気を使いすぎず孤立せず

　話して疲れるようなら、直接尋ねられたり視線を向けられたときだけは、視線を合わせて笑顔で答えるようにします。

　特に新人のうちは、勤務時間中ずっと気が張り詰めていて心身ともに疲れます。一緒に休憩に入った先輩に気をつかい、お茶をいれたり先輩の動向に合わせて、休憩時間中立ち働いて勤務に差し支えるほど疲労困憊しては、休憩の意味がありません。

　一方で、まるで休憩室に他に誰もいないかのように一言も話さず、目も合わせないというのも一緒に休憩室にいる方に不安や不快感を与えてしまいます。

●先輩に相談するチャンス

　休み時間は、忙しい先輩に勤務中に疑問に思ったことをゆっくり尋ねるチャンスです。「お伺い（ご相談）したいことがあります。いまでもよろしいでしょうか」とお願いして了承を得られれば、相談します。

　一方で、先輩も休憩が必要です。休憩時間中ずっとあなたの相談への対応にならないよう、長くなりそうなら「私の相談に乗ってくださり、ありがとうございます。申し訳ありません、たくさん質問してしまい長くなってしまいました。また後日にお願いした方がいいでしょうか。このままご指導いただいてよろしいでしょうか」など、そのまま続けていいか確かめながら相談します。

●スタッフ用手洗い、洗面所の使い方

　食後の歯磨きや夜勤明けの洗顔など、スタッフ用の洗面所を使用した際にも、きれいに掃除してから去りましょう。例えば使用後は、水滴や髪の毛をペーパーできれいに拭い去ります。

　水気を拭くのは感染防止にもなり、一石二鳥です。

あなたの休み方を見つける

●上手に休む

●一人になる時間をつくる

あなたがリラックスできるのは、誰かと話しているときでしょうか。一人または気の合う人とだけでいるときでしょうか。

後者の方は、休み時間中も職場の誰かとずっと一緒にいることで疲れがまったく取れないかもしれません。この場合は、周囲の雰囲気を壊さないように一人になる時間を作りましょう。病棟の外に出てもよい雰囲気であれば、例えば、売店へ行く、カフェにお茶を買いに行くなど一人で行動する時間を作ります。

●静かに休みたいと言葉で伝える

そうした機会が作れない場合は「気持ちはお話ししたいんですが、少し疲れてしまって。15分くらい静かにしていてもよろしいでしょうか」など、休みたいだけで、他の人との交流を拒んでいるわけではないこと、静かにしている目安の時間を伝えます。その上で、目をつぶって1人で壁によりかかって休むなどしてもかまいません。休憩に入ったときと仕事に戻る前の数分間に少しだけ他スタッフと笑顔で会話すると雰囲気が壊れにくいでしょう。

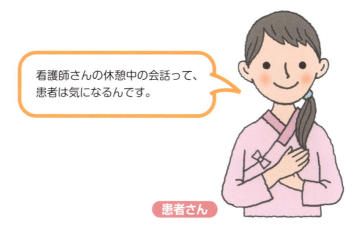

看護師さんの休憩中の会話って、患者は気になるんです。

患者さん

家族の帰り際の挨拶への返答

「〇〇ですけど、これで帰りますので、よろしくお願いします」と言われたときは、「はい」、ひと呼吸おいて「お気をつけて」と笑顔で応えます。状況により「お疲れ様でした」もよいでしょう。

ただし、「ご苦労様でした」は、患者や家族に使うのは避けます。目下の者へ向かって言う言葉ですので失礼になります。同じ理由で、先輩や上司に対しても「ご苦労様でした」は避けます。

失敗・指導されたとき

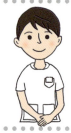

失敗は、できるだけ早く先輩や上司へ報告して謝罪し、その後の対応に尽力します。失敗を防ぎ、繰り返さないようにするには、問題を整理して具体的な作戦を立てます。

失敗したとき

●まず報告・相談

失敗したときには、患者への申し訳なさ、不安や自分への怒り、なかったことにしたい、など様々な感情や考えが浮かんでくると思います。

しかしながら、"失敗した"と気づいたときは、すぐに先輩や上司へ報告し、関係者に連絡と謝罪をした上で、その後の対応に尽力した方が、患者にとってもあなたにとっても損害を最小限にすることができます（報告連絡相談➡p.94参照）。

●失敗を繰り返さないための戦略を立てる

あなたは、次に同じ失敗を繰り返さないようにするためにどのような工夫をしていますか。同じ失敗を繰り返しがちなあなたは、自分に合った戦略を考えて対策するとよいでしょう。

下記に一つの方法をご紹介します。具体的には、問題を整理する、失敗を防ぐ具体的行動戦略を立てる、箇条書きにして見返す、というものです。

●問題を整理する

☑ なぜ失敗したか　失敗を防ぐ具体的行動戦略を立てる
　➡失敗に至った経緯と問題の種類、次に失敗しないための具体的行動の候補を時系列で箇条書きにします。次のような表にすると整理しやすいでしょう。

> **失敗例**　採血の指示内容を誤りスピッツが違ったため患者に再度採血をすることになった。また、採血のタイミングが遅いと担当医から苦情を受けた。

時間	実際の行動	問題☆	失敗を防ぐ行動
9:50	担当患者Aの検査につきそい		
10:10	患者Bのケア中に物品を取りに廊下を歩いていたところ、先輩Jから至急、患者Cの採血を依頼され、「C採血」とメモ	コミュニケーション不足	先輩から依頼を受けた際に何時までに採血をする必要があるか尋ねる
10:40	患者Bのケア終了するが、患者Bと同室患者Eとの話を終わらせられない	技術不足	話を切り上げる練習する
10:45	同室患者D（担当ではないが転倒注意の患者）より排泄介助の依頼があり介助	コミュニケーション不足	介助終了時点で、先輩看護師Jに患者Cの採血が遅れていることを報告する
11:00	ケア後の片付け中に担当患者Aが検査後の不調訴えコールあり、バイタル測定、報告、担当医へ連絡。指示の点滴を開始	多重課題	先輩看護師Jに患者Cの採血とどちらを優先したらよいか尋ねる
11:20	採血のタイミングが遅いと担当医より苦情あり		
11:40	患者Cの指示簿を見てスピッツを準備	感情コントロール 焦り コミュニケーション不足	指示簿がいつ書かれたものかを確認する 焦っているときは特に合っているか他看護師にダブルチェックしてもらう
11:50	患者Cの採血。伝票を見て指示簿の内容と異なることに気づく（前回の日付の指示内容で採血を実施してしまった）		
11:55	先輩看護師へ報告、相談。		
12:15	患者Cへ謝罪し、再度、採血を行った		

問題☆の説明と一般的な対応を次に述べます。

多重課題：複数の優先する課題が同時刻に発生したため優先順位がつけられない状態
生命の危機➡悪化の危険➡時間に制限➡依頼順の基準で優先順位をつける
自分で優先順位がつけられない場合は、「○○と△△どっちが優先でしょうか」など先輩へ聞きましょう。新人の仕事が少ないうちに、多重課題のときに先輩がどう行動しているかを複数、観察しておき、後々、あなたが良いと思った先輩の真似をしましょう。

知識不足：医学、看護に関する知識の不足
該当箇所を勉強します。何の知識不足かがわからない場合には、先輩に、例えば次のように伺います。
「先ほどの○○の件、どんな勉強をしてきたらいいでしょうか。アドバイスをお願いできますでしょうか」
「例えば、どんな言葉を調べて勉強してくればいいかアドバイスくださいますでしょうか」

技術不足：実施する技術の不足
　　　　　該当技術の方法をイメージする、手順や方法を声に出して覚える、物品を目の前に置いてシュミレーションする、母校の実習室を借りて練習をするなど。また、次のようにお願いして先輩看護師に実施時に付き添ってもらいます。
　　　　　「○○をします。まだ技術に自信がないので、見ていただけますか」

コミュニュケーション不足：報告、相談不足　思い込みや推測による勘違い
　　　　　遠慮や忙しそうな先輩への声のかけづらさを我慢して、報告や相談をしましょう。最低限いま何を報告・相談しなければならないかをメモで整理してから臨むと短い時間で報告・相談ができます。あなたが具体的に何に困っているのか誰にもまったく知らせなければ周囲はあなたを助けられません（➡ p.90～94参照）。
　　　　　また、コラム「コミュニケーション3つの錯誤」（➡ p.46～47参照）ですでに述べたように、人は考えたことを正確に表現しているとは限らず、また、聞いたことを正確に聞き取り理解しているかは、相手に確認しない限りわかりません。仕事の指示を受けた際は、自分がいつまでに何をするかは、例えば次のように言葉にして相手に伝え、誤った理解をしていないかを確かめます。
　　　　　「Bさんの○○が終わり次第Cさんの採血をします」「△時までに○○さんに□□をします」

感情コントロール：不安・焦燥感、怒り、思いどおりにならない、やりたくないことをすることへの欲求不満、悲しみ・絶望など自分の感情に左右され機能が低下したり誤った行動をとってしまいます（➡ p.113～115参照）。

- ☑　失敗を防ぐ行動を箇条書きにして見返す
　　　上記の表で考えた、"失敗を防ぐ行動"をふだん持ち歩くメモ帳などに箇条書きにします。
　　　あなたにとって難しい行動は"練習すること"に分類し、"すぐにできそうなこと"とは別にします。"練習すること"にあがっている課題は、当面の対応を考えるとともに、プリセプター（メンター）や必要であれば師長や主任など、上司にも知っておいてもらうと協力してもらいやすいでしょう。
　　　●すぐにできること
　　　・仕事を引き受けるときにはいつまでにやればいいか尋ねる
　　　・予定より遅れた仕事は20分以上たったら報告する
　　　・どちらを優先していいかわからないときは先輩に伺う
　　　・検査や処置を行う前に、内容を読み合わせるダブルチェックをお願いする
　　　●練習すること
　　　・患者の話を切り上げる練習をする
　　　➡当面の対応；話の長い患者の部屋でケアや処置を行うときには、20分経って戻らなければ同僚か先輩に呼びにきてもらえるよう前もってお願いしておく

●指導してもらった機会を活かす

先輩や上司が、感情を高ぶらせることなく改善してほしい点を具体的にあなたに伝えてくれることがおおむねできる人であれば、あなたは幸運です。教えてもらった具体的な改善内容について努力ができますし、代わりにどのような行動をとればいいか先輩や上司に相談しやすいでしょう。

うまくできなかったご自身への自己嫌悪や罪悪感、怒りを感じていれば、感情の整理は必要ですが、それはあなた自身の課題と考えて工夫することができます。感情の整理の仕方は「あなたの気持ちのおさめ方」(➡p.113〜115参照)を参照してください。

しかし、残念ながら看護師の多くは看護の専門家で、教育や指導についての専門家ではありません。つまり、新人であるあなたを育てるために雇われている人ではありません。あなたは、指導方法や内容に不満を持つことがあるかもしれません。"言っている意味がわからない"、"そんなに重要なら事前に言ってくれればいいのに"、"理不尽だ"、"細かいことをうるさい"、"私のせいにしないでよ"、"感情のはけ口にしてるだけ"などです。

一方で、先輩や上司は、例えその伝え方が不十分であったとしても、経験の浅いあなたにはまだ見えていない大事な指摘をくれているのかもしれません。あなたが看護師として力をつけること、仕事のしやすい職場の人間関係を作るよう自身で努力することは、結果的に患者や家族へ細やかな気遣いができる質の高い看護の提供へとつながりますし、あなたの毎日を楽しくしてくれます。次のようなステップで考えましょう。

●① 仕分ける

A) 改善が必要：あなた自身も上司や先輩の言う内容を改善した方がよいと考えるもの
B) 価値観の違い：あなたの学んできたことと上司や先輩の学んだこととの違い
C) コミュニュケーションの問題（上司や先輩の伝え方または自分の理解力の問題）：経験不足で上司や先輩の言葉の意味がわからないのか、上司や先輩の不適切な伝え方により意味がわからないのか
D) 上司や先輩の感情問題：誤解や理不尽な理由により相手が感情を抑えられなかったもの
E) わからない：上記のいずれでもない

●② 対処する

A) 改善が必要　➡前項、**失敗を繰り返さないための戦略を立てる**へ
B) 価値観の違い：あなたの学んできたことと上司や先輩の学んだこととの違いがある場合は、ひとまずは先輩の言うとおりにやってみます。臨床現場では、机上で学習した知識以上の様々なことが起こります。先輩の臨床経験からの知恵は、あなたにはないものです。もし、先輩の言うとおりにやってみた上で、それでも自分のやり方の方が患者や家族にとって利益になる（または不利益が小さい）と考えた場合には、自分のやり方で行ってもかまいません。ただし、聞かれた際に、なぜ自分のやり方の方が利益になる（または不利益が小さい）と考えたかを先輩に説明できるようにする必要があります。
C) コミュニュケーションの問題：前項、**コミュニュケーション不足**へ。または上司や先輩の考えを正確に理解するために傾聴します（➡p.41〜44参照）。
D) 上司や先輩の感情問題：残念ながら、あなたが上司や先輩の誤解や理不尽な理由で感情的に当たられることは、現実にありえます。上司や先輩が感情的になっている背景はいくつか考えられます。

身体的背景：体調不良、疲労・寝不足、特に女性の場合は、生理周期や更年期などホルモンバランスの変動の影響

社会的背景：他職種や部署からの圧力やクレーム、病棟内のネガティブな出来事、負担の大きい仕事、人手不足、家庭内の不和やいさかい、教育問題、経済的困窮など

心理的背景：気分変動や感情のゆれが大きい、不安が高い、自分の思いどおりにならないと怒りがわく、予測することが苦手、思い込みが激しい、自分の誤りを指摘されると怒りがわく、勝ち負け思考や白黒思考　など

　上記はあなたとは無関係ですので、感情をぶつけられたあなたが、怒りや悔しさを感じるのは当然のことです。"私には感情的になるなと注意しておきながら自分はなんだ"と不快になるかもしれません。それらはあたりまえの感情だと思います。しかしながら、ここで思い出してください。上司や先輩は、教育や指導の専門家ではありません。たまたま働く場を共にしている人です。

　あなたがほしいものはなんでしょう。看護師として自分が臨床で働くことができる力ではないでしょうか。

　ここであなたが感情的に「それやったの私じゃありません」「私に八つ当たりしてるだけじゃないですか」と怒って言ったところで、"素直じゃない"などかえって批難されるだけかもしれません。長い目で見てあなたがほしいものを得にくくなってしまいます。

　感情的になって、あなたに不利な行動をとってしまわないように、まずあなたの怒りをおさめましょう。この場合のあなたの気持ちをおさめるのは"あなたのため"であって"上司や先輩のため"ではありません（➡p.113～115参照）。お互いの感情のピークがおさまったら、あなたの状況や考え、気持ちを伝える努力を試みます（➡p.117～118参照）。

E）わからない

　上記のいずれでもない場合は、何か特別な場面での出来事であったか、またはいまのあなたの実力では判別できないのかもしれません。この場合は、ひとまず「A）改善が必要」に仕分けて対応しましょう。

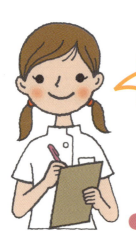

気持ちのコントロールは私自身のためでもあるんですね。

新人ナース

あなたの気持ちのおさめ方

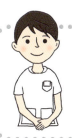

怒りや恐怖、不安といった感情は人間が生きていく上で必要なものです。また、感情を感じないようにしよう、なくそうとすればするほど、感情は強くなるのがふつうです。あなの気持ちが激しく揺れたときには、感情をとらえる、タイムアウト、深呼吸などの手段で応急処置をしてみましょう。

気持ちの不思議

●感情は人間に必要なもの

恐怖という感情がなければ、熊に襲われたときに、逃げずにそのままでいて熊に殺されてしまうかもしれません。

また、怒りという感情がなければ、熊からもう逃げようがないときに闘う力が湧いてきません。また、不安があるからヒトは、様々な危険や危機に備えそれらを克服してきました。

●なくそうとすればするほど強くなる

その感情を意識しないようにしたり、感じないようにするほど、感情は強くなります。これは、前述のように感情によって危険を回避してきた歴史があるため、感情をなくしては生存の危機に関わることにもなりかねないから、とも考えられています。

●強い感情は相手に伝わる

「申し訳ありません」と言葉にしても、あなたが相手に強い怒りの感情を持っていると表情や身体の動きで伝わってしまいます。

例えば、「すみません」と言いながら歯を食いしばっていたり、呼吸が荒くなっていたり、言葉と言葉以外の表現に矛盾があると、相手の感情を逆なでします。「謝ってるのにその態度は何」「反省しているの？」など、さらに相手の怒りが増してしまいます。

●感情そのものを変えることは難しい

ヒトが身を守るために生まれた"感情"そのものを変えるのは難しいと考えられています。一般にその人の感情は考え方によって変わります。

例えば、水が半分入ったコップを見て「半分も水がある」と考える人は"嬉しい"感情を、「半分しかない」と考える人は"不安"な感情を持つかもしれません。

最近では、一つの考え方に固執しているよりも複数の考え方ができる方が感情の持ち方が"楽になる"とわかってきて、それをトレーニングする方法があります。

例えば、認知行動療法、論理療法などです。セルフヘルプの書籍もたくさん出版されています。すぐにかっとなりやすい、不安でたまらなくなる方、落ち込んでしまいやすい方は、これらの方法を用いたトレーニングを試してみるのもよいかもしれません。

● **感情は脳で感じている**

感情は人間が猿だったころから存在する脳の奥の偏桃体という場所でつかさどっています。偏桃体をコントロールする内側前頭前野で偏桃体の働きを抑え、注意を向ける対象を意図的に変える外側前頭前野で強い感情を引き起こしている対象から他の対象へとうまく注意を切り替え、その上で前頭前野で理性的な判断を下していきます。

これらのメカニズムをヒントに、交感神経優位になっている身体を副交感神経優位へ向けていく、強い感情を感じている対象とは別の対象に注意を向ける、自分の注意をコントロールする力を強くする、などが強い感情を和らげる方法として考えられています。

以下に感情を和らげる方法を簡単にご紹介します。あなたに有効なものがあるかどうか試してみましょう。

応急処置

● **感情をとらえる**

マイナスの感情を感じたときはまず、頭の中で次のような手順を踏むと、感情が暴走するのを防げるかもしれません（注意：声に出すとトラブルになりかねないので、頭の中で行うか1人になって小さくつぶやきます）。

① 「私はいますごく怒っている」「私はいますごく不安になっている」とどんな感情を感じているのかを識別して言葉にします。
② 「なぜなら」に続く言葉を考えます。例えば「私はいますごく怒っている。なぜなら、師長が理不尽に私に怒りをぶつけたからだ」。
③ 「私はすごく怒っている」「この気持ちは当然だ（あたりまえだ）」を1セットとして、これを10回以上落ち着くまで唱えます。

● **タイムアウト（感情のピークが過ぎるのを待つ）**

人間は、激しい感情を長く保つことはできません。怒り、悔しさ、不安など強い感情を感じたら、いったんその場を離れ、数分間静かに過ごします。その間、以下の呼吸法などをやってみてもよいでしょう。お手洗いなど個室にいると表情をつくる必要がないので楽でしょう。お手洗いに駆け込むのには抵抗がある方もおられるかもしれませんが、感情に任せて不適切な言動をとる恐れがあるなら、それよりはましです。

● **副交感神経優位へ**

副交感神経を興奮させる（感情を落ち着かせる）良い方法は、深呼吸です。吸う息よりも吐く息を2倍長くする意識でゆっくり呼吸をします。

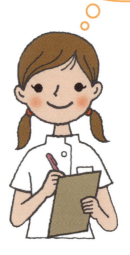

吐くときは2倍長くゆっくりと！

●別の対象に注意を向ける

失敗する可能性が低いか、失敗しても実害が小さい他の仕事をする（例：記録を書く、片付けるなど）ことで、注意をそらすのは最も一般的な方法です。

それが難しい場合には、その感情と反対の感情を伴う経験を思い出します。

例えば、怒りを感じているときには、あなたがリラックスした海岸でのんびり寝そべっていたときのことを、自信を失って不安なときは、以前担当した患者に「ありがとう」と笑顔で言われたときを詳細に思い出します。

詳細に思い出せない場合は、最も心地よかった場面を絵に描く、出来事のあらすじをノートに書いて読む、そのときの感情や感覚を思い出す、などでアプローチしてみるとよいでしょう。

●注意をコントロールする力を強くする

マインドフルネスという方法が、前述の注意をコントロールする力を増やす可能性があるといくつかの研究で報告されています。インターネットで「マインドフルネス」という言葉を調べてみましょう。呼吸に集中する方法がたくさん紹介されています。

かんたんに紹介すると

①目をあけたまま座り注意を呼吸に集中する（最初のうちは目を閉じてもOK）。
②注意がそれて別のことを考えたり、周囲の音やにおいにとらわれていることに気づいたら「～と考えているんだなあ」「～と感じているんだなあ」と、それらを眺めて注意を自分の呼吸に戻す。

試しに①②を毎日15分、8週間以上続けてみてください。

こんなときは

●笑顔がつくれないとき

ある程度激しい感情は落ち着いたけれど、気分が持ち上がらずに笑顔になれないときは、次の手順で笑顔をつくってみましょう。

①肩の力を抜く、②眉間や顔の筋肉を意図的に緩める、③唇をひらがなの「い」の形にします。

一度、鏡の前で試してみるとよいでしょう。比較的、自然な笑顔に近くなります。

●先輩や上司の感情に巻き込まれないようにするには

一般に人は、近くにいる誰かが強い感情を持っていると落ち着かなくなります。上司や先輩・同僚が強い感情を持っているとき、あなたはネガティブな影響を受けるかもしれません。もし、その怒りのきっかけがあなたと無関係なことなら、まずその人からできるだけ離れます。

離れることができない場合は、視線を下にして、静かにしています。直接話しかけられた場合は、「はい」「そうだったんですね」など短くあいづちをうち、刺激しないためにも多くを話さないようにしましょう。

上司や先輩、同僚は、職場の仲間として気遣いをする対象ではありますが、患者ではなく、あなたがケアする対象ではありません。

「○○さんの怒り（不安）は、私には関係ない」「○○さんの怒り（不安）は○○さんの課題」など心の中で唱えてみましょう。相手の感情に距離をとり、相手の激しい感情のピークがおさまるのを待ちましょう。

column 闘争か逃走か

　通常、視覚から入ってきた情報は、脳の視覚野から前頭連合野へ送られ記憶をつかさどる「海馬」と連絡しながら"この情報から○○と推測できる"、"こう動くよう判断する"など考えてから行動が決まり、決まった行動をするために運動野などそれをつかさどる場所へ命令が送られます。
　しかし、実は視覚野からの情報は「偏桃体」という感情をつかさどる場所にも直接送られます。偏桃体は、これまでのその人の人生で強烈な感情を感じた場面の記憶と、その強い感情とがセットで保存されていると考えられています。
　例えば"熊"という情報に強烈な"恐怖"の感情を感じた記憶があれば、偏桃体はそれを"緊急事態"として、"判断"をする前頭連合野を通さずに脳のあらゆる部分に直接命令を送ります。ホルモンを分泌させ、血圧や心拍の上昇をさせ、"熊"に関する以外の注意を遮断することで"熊"に集中させ、備えます。これは強い恐怖の感情を生じます。
　強い感情は一般に"恐怖"や"怒り"であることが多く「闘った方が生き延びる可能性が高いか、逃げた方が高いか」という"闘争か逃走か"と言われる究極の状態になります。これは、生命を守ることを最大優先事項とした心身の状態です。熊に襲われた際に"これは熊だ"、"危険がある"、"近づかない方がいい"など、前頭連合野で悠長に考えてから行動していたら、行動する前に殺されてしまいます。前頭連合野を介さない短い偏桃体ルートの命令系統があることは、素早く行動できるメリットになります。
　一方で、素早いぶん、不正確というデメリットがあります。日常的に熊に遭遇するような狩りをしていたような時代には、こうした偏桃体の仕組みは大変有用でした。しかしながら、現代社会においては、生命の危機に瀕する場面は稀で、満員電車で足を踏まれたり、上司から怒られたりといった場面でその都度この仕組みが働いてしまうと、生活が立ち行かなくなってしまうかもしれません。感情を表出するデメリットが強調されることが多い背景の一つといえます。

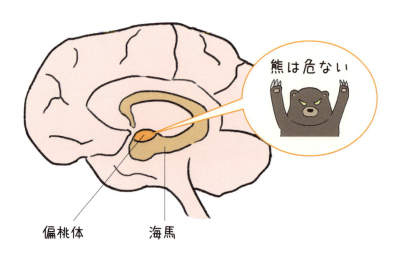

私の気持ちの伝え方

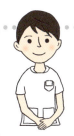

アサーティブという言葉は、「相手も自分も大切にした」伝え方です。あなたの感情や考えをないがしろにして一方的に相手に合わせるのでもなく、相手への怒りを攻撃的にぶつけるのでもありません。自分の感情や希望は何かを明確にした上で、それらを穏やかに相手に伝えます。

アサーション

●アサーション* とは

「**アサーション**」「**アサーティブ**」という言葉をご存知でしょうか。「相手も自分も大切にした自己表現」のことをいいます。アサーティブについては、詳しく説明した良書がありますので、考え方や意味などの詳細はここでは省きますが、アサーティブな表現とそうではない表現との違いをご紹介します。

"いつも我慢してしまう"、"いつも自分よりも相手の都合を優先してしまう"、"相手にいつも攻撃的になってしまう"など、相手に自分の考えや気持ちを伝えることが少し苦手だと感じているなら、一度トレーニングを受けてみると、コミュニケーションが楽になるかもしれません。

> **例** アサーティブな表現とそうではない表現の違い
>
> 新人看護師Uは休憩室にいます。そこへ同じく新人看護師Jが入ってきました。
> Uは、毎日仕事のあとには復習をしてノートにまとめるなど、まじめで優秀な新人と先輩たちからも認められています。一方、Jは素直にものごとを言う明るいムードメーカーとして先輩たちから可愛がられていますが、自分で勉強することは嫌いでいつもUを頼ってきます。
> 午後に入浴介助と入浴後の包交（包帯交換）処置があるJは、Uにその部分についてまとめたノートを午後いっぱい貸してほしいと頼みます。Uは、午後には同じノートに書いてある別の処置を行う予定で、直前にノートを見返したいと予定していました。Uは……。

＊**アサーション** 平木典子『改訂版 アサーション・トレーニング（さわやかな＜自己表現＞のために）』(2012) を引用改変。

- ●自分の気持ちを伝えない（非主張的）
  - ➡確認しないことで処置が失敗したらどうしようとの不安を抑えて、Jはノートがなければ処置ができないことに同情し、「はい、どうぞ」と言ってノートを渡しました。
  Uは、自分がまとめたノートなのに必要なときに使えず、ノートを貸したことを悔やみながら準備したため、準備不足で処置を失敗してしまいました。

- ●自分の気持ちを攻撃的に伝える（攻撃的）
  - ➡不愉快な表情で怒ったように「今日その処置があるってわかってたら自分で勉強してノートにまとめたらいいじゃない。いつも私に頼ってばかり。自分で勉強しない人には私ノートを貸さないことにしているの」と言い、ぷいっと横を向きます。
  あとになって、UはJを侮辱したことが気になり、罪悪感で準備が不十分となり処置を失敗してしまいました。

- ●相手も自分も大切にした伝え方をする（アサーティブ　アサーション）
  - ➡「今日はこのノートは私の処置をするときに確認しようと思って持ってきているの。だから今日は貸してあげられないわ。こういうときに困らないように、Jさんが良ければ、Jさん自身のノートを作れるようにお手伝いすることならできると思うわ」と丁寧に、しかし明確にノートは貸せないことをJに伝えました。
  Uは、無理をしなかったこと、自分の意思を伝えられたことに満足し、午後の処置も落ち着いてうまく終えることができました。
  また、JはUに頼ってばかりで自分での勉強も必要なことに気づきました。

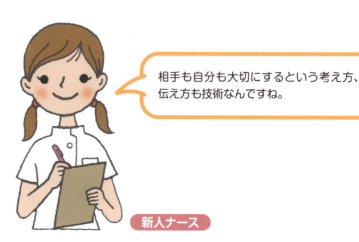

相手も自分も大切にするという考え方、伝え方も技術なんですね。

新人ナース

困ったとき

クレームを受けた、セクハラパワハラの他、
つけ届けの断り方など、病棟で生じがちな
困った場面について、対応法を理解します。
日々「共感」のスキルを練習しておくと、
困ったときに対応しやすいでしょう。

クレームを受けた

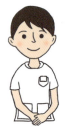 あなたは、"思いがけないことで患者や家族が怒った"と感じるかもしれません。しかしながら、たいていはこちらの想像力不足による不適切な応答や対応によって起こるべくして起こっているのがクレームです。クレームにはできるだけ早く対応します。不安や怒りといった感情は対応が早ければ早いほど問題が小さくてすみます。時間が経てば経つほど問題はこじれて大きくなります。

あなたへのクレーム

●チームで対応する

クレームやミスがあった場合は、まずあなたが謝罪して、その後、あなたの上司や先輩と一緒に謝れば、あなた個人ではなく病棟やチームとして対応してくれていると感じ、相手はより安心感を持つでしょう。また、このことであなた個人への集中的な怒りも防げます。

●適切な謝罪のために（クレームの検証手順）

 ➡ 採血時に針を刺したまま少し動かした。採血は1回だった。

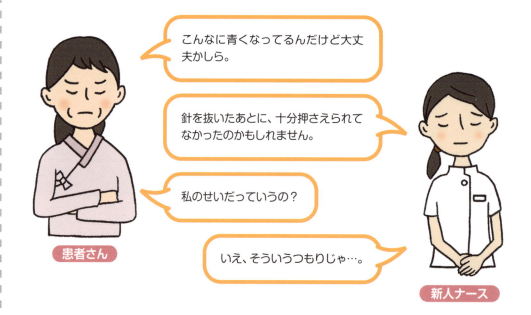

- 上記の事例について、次のような手順で何がまずかったのかを検証します
  ① この患者はいま何に怒っているか想像します
    内出血を自分のせいにされたこと。
  ② 関連する処置やケアは、治療上または看護上適切だったか振り返ります
    採血は必要だったし、少し動かしただけで1回の採血ですんだ。適切だった。
  ③ 患者の気持ちや考えを時系列で想像します
    採血時、私が針を動かしたので"痛い"と感じたが我慢した。内出血は針を動かしたせいだと思っていたところ、我慢した上に内出血を自分の押さえ方のせいにされ腹が立った。
- ①から③を踏まえて謝罪します。
  → 「大変申し訳ありません。採血のときに痛みがあり我慢してくださった上に、内出血を○○さんの責任にするような言い方をしてしまい、言葉が足らず、○○さんに大変ご不快な思いをさせてしまいました」

他スタッフへのクレーム

●自分のミスでなくても謝罪する（あなたは病院の代表）

> → 「車椅子の右のタイヤがおかしいって4日くらい前に○○さんに言ったのに、どうなったの？ 何も誰も言ってこないんだけど」
> 「○○に伝えます」
> 「はあ？ そうじゃなくって、どうなっているのかを聞いたんだけど」

- 病院の代表として謝罪する
  → 他のスタッフへのクレームの場合は、何がまずかったのかはあなたにはすぐにはわかりません。わからないからといって、「（スタッフの）○○に伝えます」と言ってしまうと、"私には無関係って何もしないつもり"とあなたが対応してくれないことに相手は怒りを感じるでしょう。
  あなたは病院のスタッフの一人であり、病院の代表として患者から見られます。つまり、自分のしたことではなくてもあなたは病院の代表者として、他のスタッフのミスを謝る必要があります。
- 傾聴する
  → 例えば、「申し訳ありません。もう少し詳しく教えていただけますか」
  タイヤがどうおかしいのか、どう改善したらよいのか、緊急性はどの程度あるのかを傾聴し、整理した上で対応します。
- 対応する
  → この場合は、車いすのタイヤについてなので、病棟以外の部署に問い合わせる必要がありそうです。もし、適切な部署や人がわからない場合は、先輩や上司に聞きましょう。対応した内容は、申し送りや記録への記載をして、確実に次の担当者へ伝わるようにします。
- 解決したのか確認（最後まで責任を持つ）
  → あなたの次のシフトのときに最終的にどう対応し、どう解決したのかを確認するくらいの責任感が、さらなるクレームを防ぎます。

感情的になっている相手への対応

●逃げたくなる気持ち

「何なのこの病院は」などと相手が激怒されているのを目の前にすると、思わず逃げたくなるかもしれません。

"私のせいじゃない"、"こんなに忙しいのにそんなこと要求されても無理"、"感情をコントロールできないこの患者に問題があるんだ"と、自分以外の何かに原因を探したくもなるのが人情です。そして、実際それは多少なりとも事実かもしれません。

●傾聴し、その感情は当然ですと気持ちを肯定する言葉を返す

①まくしたてるように話される方の言葉はさえぎらず、申し訳ないといった表情で、「はい」「はい」と聞きます。
②声のトーンが落ち着いてきたら傾聴します（傾聴➡p.40〜44参照）。

まくし立てるように話す方はまだよいですが、怒りで言葉も出てこないような方の場合は、状況がわからず困ってしまいます。この場合は、

「ご不快な思いをさせてしまい申し訳ありません」「改善するためにもう少し詳しくお話を伺えますか」と話を促すようにお声かけします。

経緯の中で何に一番腹が立ったのか具体化するように傾聴するとよいでしょう。そうすることで、何がまずいことだったのかがわかってきます。また腹が立ったことが具体的になったら、「お怒りになるのは当然」など、患者が感じている気持ちを肯定する言葉を返します。こうすることで、"わかってもらえた"、"謝罪してもらえた"と感じてくださりやすくなり、さらに傾聴することで、激しい怒りに至った理由が見えてくることもあります。

●謝罪の対象は「ご不快な気分」

しかしながら、ここはぐっとこらえて傾聴します。患者には患者なりの怒っている理由があります。そして早い段階で謝罪しましょう。ここで踏んばらないと、さらにこじれてしまう可能性があります。

ただし、謝罪の対象は「ご不快な気分」です。何がまずかったのかを検証せず、整理されていない内容をまとまりなく患者に話すことは、かえって状況を悪くする場合があります。

●病棟や上司の雰囲気

また、クレームの対象はたとえ個人であっても、その個人は病棟の雰囲気や上司から何らかの影響を受けていることも少なくありません。

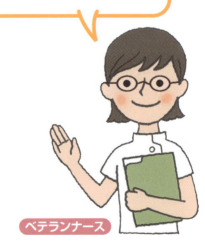

「お怒りになるのは当然と思います」など、患者の感情を肯定する言葉と共に謝罪します。

ベテランナース

●謝罪と傾聴の実際（事例で考えてみよう）

例えば、次のような場面の対応を考えてみましょう。

明日退院の患者は、「1人で生活できる自信がない、退院をのばしてほしい」と、その日担当だった看護師に伝えました。病棟は満床でその明日患者の退院後にも、すでに入院の予約があります。

看護師は「いまそんなことをおっしゃられても、もう明日入院される方の予定もあるんですから」と思わず言ってしまいました。患者は突然火がついたように怒り出しました。

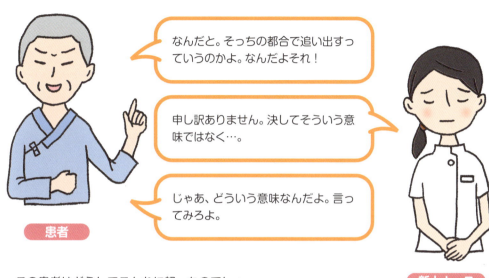

この患者はどうしてこんなに怒ったのでしょう。何が感情にふれるまずいことだったんでしょうか。思い当たるのは患者さんの話を聞かずに病棟の都合を言ってしまったことです。まず謝罪した上でそれを伝え返してみます。

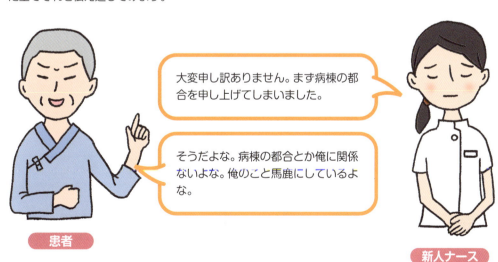

想像が合っていました。次に、そのお気持ちは当然だと患者の気持ちを肯定する言葉を返します。

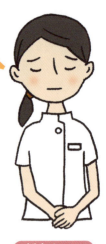

新人ナース: 申し訳ありません。お怒りになって当然だと思います。Lさんに大変ご不快な思いをさせてしまいました。

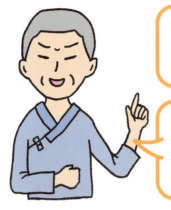

患者: そうだよな。まあ、俺も大人げなく悪かったよ。自分がモノみたいな気がしちゃって。じゃあ、退院は延期してもらえるのね？

　患者は「一人で生活できる自信がない」と看護師へ伝えました。しかし、看護師は患者のその言葉を傾聴せずに「もう明日入院される方の予定もある」と病棟の都合を先に伝えてしまいました。
　患者は"自分の生活の心配"よりも"病棟のベッドの都合"を優先されたことで"自分をないがしろにされた"、"馬鹿にされた"と腹が立ったのでした。
　怒りがだいぶおさまってきたところで、退院をどうするかはさておき、もう少しLさんに話を聞いてみましょう。

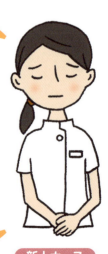

新人ナース: その点について、もう少しお話を伺わせてください。先ほどご自宅での生活にご心配と、例えば、もし傷が開いてしまったらとご心配しておられる（語尾下げ➡p.44参照）。

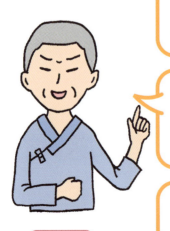

患者: いや、傷は小さいし、○○先生も言ってたようにそんなに心配はしていないんだけど。俺一人で何かあったときに大丈夫かなって。

新人ナース: 何かというのは、例えばどんなイメージでしょうか。

5 困ったとき

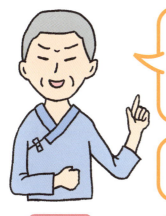
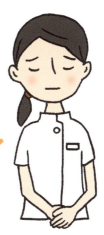

患者：今回の入院はたまたま友達が家にきてて救急車に乗せてくれたからよかったけど、また急に痛くなったときどうしようって。最悪死んじゃったらとか。

新人ナース：お一人で家にいることを考えると嫌な想像をしてしまう。

患者：うん。またすぐ起こらないとは限らないだろう。

新人ナース：お一人のときに痛みで動けなくなったらと想像すると、とても不安になりますよね。

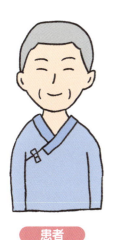
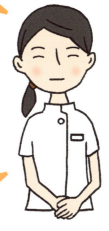

患者：そうなんだよ、まあ、○○先生がはっきり大丈夫で言った感じがしなかったんだよな。自分では大丈夫な気もするんだけど。

新人ナース：大丈夫かもしれない。

患者：どうなんだろう。○○先生ともう一回話すことってできるのかな？

このあと、報告を受けた担当医の診察を受けられ、退院後、しばらくはLさんのご両親がLさんの家に宿泊することになった。

　患者は、"最悪死んでしまったら"という強い不安を持っていたことがわかりました。これは、最初は言葉になっておらず、ご本人も看護師へ話すまでははっきりとは気づいていなかったことかもしれません。たとえ言葉になってなくても、そのような強い不安を感じているときに他の患者のために退院しろと言われたため、"俺は死んでもいいっていうのか"という激しい怒りを感じたのでしょう。激しい怒りは患者の不安から生じたものだったということがわかりました。

●病棟や上司の雰囲気からの影響

●事例で考えてみよう

では、ふだんは患者の話を傾聴する看護師が、このときなぜ病棟の都合を言ってしまったのでしょう。

実は最近申し送りで「退院日は絶対予定どおりになるようにしないとまわらない」「各担当看護師は患者が絶対に予定どおり退院できるようフォローする」と言われることが続きました。病棟全体が退院延期は絶対にダメという雰囲気でした。看護師は、"担当患者Lが自分のせいで退院延期になったら上司に怒られる"ととっさに思い、病棟の都合を言ってしまったのです。

●「絶対に～しなければならない」は要注意

このように病棟の雰囲気や病院・病棟の方針からも看護師は影響を受けます。今回のように「絶対～しなければならない」というような柔軟性に欠ける雰囲気があるときは、それを最優先にしてしまい、患者の立場に立った気遣いができなくなることがあります。あなたが感じる病院・病棟の「絶対～しなければならない」があれば、それが自分にどんな影響を与えそうか確認しておきましょう。

●「患者への気遣い」とどちらを優先したらよいか

病棟や上司の雰囲気が患者への気遣いやケアの妨げになるようであれば、「絶対～しなければならない」と「患者への気遣い」のどちらを優先したらいいのか、先輩や上司へ聞いてみるのもよいかもしれません。

> 「絶対」という言葉はお互い使わない方が人間関係がスムーズですね。
> ベテランナース

column 請求書の説明を患者に迫られた

患者　「ちょっと看護師さん、これどういうことですか？　説明してください。こんなに高いなんて聞いていない」

突然に患者が請求書を持って怒った様子で来られたら、あなたはどうしますか。
あなたは、"事務が対応すべき案件"、"検査前に金額を説明していなかった担当医の責任まで負えない"、"私に言われても"などと困るでしょう。
しかしながら、患者からすればあなたは「病院の代表」です。このような場合も、患者の話を傾聴してから他の部署へつなぎます。例えば、次のように対応します。

①相手の気持ちを伝え返して理解します。
　看護師　「ご不安なお気持ちにさせてしまったでしょうか」
　患者　「そうだよ。検査料としか書いてないけど、何なの？」

②具体化した"ご不快なお気持ち；感情"、この場合は、"不安"に対して謝罪した上で、具体的対応を説明し、言葉の最後は提案のかたちで終えます。また、看護師ができることとできないことを具体的に伝えます。
　看護師　「内訳が書いておらず、ご不安なお気持ちにさせてしまい申し訳ありません。私ども看護部では確認、ご説明申し上げかねますため、医事課に確認させ、その上で事務の者から直接○○さんへご説明申し上げたいと思います。そのようにさせていただくのでいかがでしょうか」
　患者　「わかりました。いいですよ」

③必要であれば、患者に協力を求めます。
　看護師　「いますぐ医事課へ問い合わせます。恐れ入りますが、電話の途中でお伺いすることがあるかもしれませんので、請求書をお持ちのまま、こちら（電話のそばへ誘導）でお待ちいただけますでしょうか」
　患者　「いいですよ」

なお、もし医事課への問い合わせを主任や師長など責任者からすることになっている組織の場合には、③でその旨を患者へ伝えます。
　看護師　「内訳が書いておらず、ご不安なお気持ちにさせてしまい申し訳ありません。責任者へ報告し、後ほど、私か責任者が改めてお部屋へお伺いいたします。そのようにさせていただくのでいかがでしょうか」

先輩によって指導内容が違う

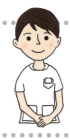
新人のうちは、多くの先輩があなたに指導をしてくれます。日によって異なる先輩から違う指導内容ややり方を言われたら、どうすればよいのでしょう。当面は各先輩から言われたとおりにそれぞれ行います。そして、それらのやり方についてどちらが患者や家族の利益になるかを考えます。

先輩によって指導内容が違うとき

●先輩によってやり方が違うときの対応

先輩によって指導内容ややり方が違う場合は、以下のような手順で進めるとトラブルになりにくく、混乱せずにすむでしょう。

① 言われたとおりに行う

ある日、先輩Aから「この処置は、やり方Aでした方がいいわ。次からはそうして」。

あなたは、先輩Aから指導されたやり方Aで行います。

後日、先輩Bから「この処置は、やり方Bでした方がいいのよ。次からはそうして」。

あなたは、A先輩のことは話さずに、先輩Bから指導され、やり方Bで行います。

② 自分で調べて考える

教科書や参考書、それ以外の先輩のやり方とその理由を調べ、それぞれのやり方の長所と短所をあげ、患者や家族の利益がより大きい（または不利益が小さい）のはどちらのやり方かを考えます。

③ 結論が出るまで

自分はどちらのやり方がよいと考えるのか結論が出るまでは、先輩Aの前ではAのやり方を、先輩Bの前ではBのやり方を行います。

④ 結論が出たら

結論の出た方法で行います。先輩Bに説明を求められた際には、「患者にとっては、Aだと、○○というメリットが大きいと考えました。しばらくはAでやってみてもよろしいでしょうか」と「患者の利益（または最小の不利益）」を理由に選択していることを説明し、また、"しばらくは"と付けた上で依頼のかたちで言葉を終えます。こうすることで、先輩Bの"否定された"という気持ちを多少和らげることができます。

"ほんの気持ち"のかわし方

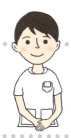

病院や病棟の方針にもよりますが、患者から何らかのものを受け取るのを断るようにしている施設も多いようです。この場合、特に新人のうちは、患者や家族から何かを受け取るのを原則、お断りする方が無難でしょう。

あなたに○○をあげたい

●食べ物を勧められた

●雰囲気の延長でお声かけいただいたとき

学生のときと違い、個別に食べ物を勧められるときは、たいてい理由があります。

例えば、大部屋のみなさんとお菓子を分け合って召し上がっている際に、たまたまあなたが会話に入っていたので、あなたにも"声をかけないと悪いかしら"という理由で、「看護師さんも一つどう？」と声をかけていただいた、などです。

この場合は、「お気持ちはありがたいのですが、どうぞみなさまでお召し上がりください。私はお気持ちだけいただきます。ありがとうございます」など、丁重にお断りするので十分でしょう。

●照れ隠しでお声かけいただいた

訪室したところ「これ息子が持ってきてくれたの。一つ持っていって」とお声かけいただくかもしれません。この場合に患者があなたに伝えたいのは"息子が持ってきてくれたこと"であり"一つ持っていって"は、前者だけでは気恥ずかしいので付け加えたおまけのようなものかもしれません。

この場合は、「息子さんがおいでになったのですね」と、患者にとって重要な部分を繰り返した上で傾聴すればよいでしょう（傾聴➡p.40～44参照）。

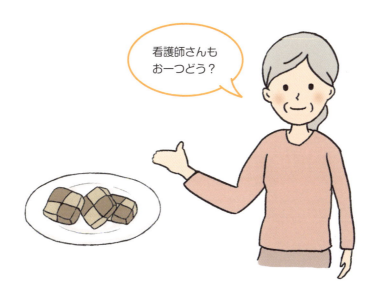

看護師さんもおーつどう？

● **写真立てをくださるという**

退院後の生活についてたくさん話しあったあなたの担当患者が明日退院という日、以前あなたが「こちらの写真立て、素敵ですね」とお声かけしていたのを覚えていてくださって、それをくださるとおっしゃいました。

「ありがとうございます。お心遣いを大変嬉しく思います。ただ、こちらの写真立ては、どうぞお持ち帰りください。そして、ときどきこの写真立てをご覧になって、ご一緒に考えさせていただいた退院後の生活の工夫をされたとき、たまに私を思い出していただければ本当にうれしく思います。」など、"患者と一緒に入院中に行ったこと"、"これから患者が行うこと行ってほしいこと"の順にお伝えします。

こうすることで、入院生活から退院後の生活へとイメージが移行して、看護師を過去のものとして印象づけることができます。

上記は、写真立てにからめて、生活について考えた工夫を実践いただくことが看護師として何より嬉しいことであるというメッセージも伝えており、写真立てをふとご覧になったときに、より健康的な生活を心がけてくださるかもしれません。

つけ届けのかわし方

● **お断りして話をそらす**

最近は看護師に尋ねられることはほとんどなくなりましたが、まれに「あの先生の手術の相場といいますか、どのくらい包んだらよろしいでしょうか」などと、家族から尋ねられることがあります。

「お気持ちはありがたいのですが、当院ではかたくお断りしております。申し訳ありません。ところで、明日の検査についてですが…」など、さらっとお断りして話題を変えます。

これは、ナースステーションへ菓子折りなどを差し出された場合も同じです。

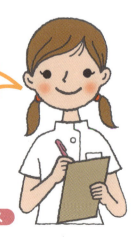

私も学生のときとは違い、一人の看護師として見られているんですね。

新人ナース

特別対応を頼まれた

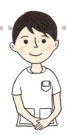
患者の私用の依頼は、原則お断りします。院外施設に関する依頼は、引き受けたくなる気持ちもわかりますが、あとあとのトラブルを避けるためにもお断りします。代わりに、ご不便な状況にある患者の気持ちや考えを伝え返しながら、チームで対応していくことを説明します。

私用の依頼

●私用の依頼は原則お断りする

例えば「○○を△△で買ってきて」「郵便局でこれ切手貼って出しておいてよ。これ切手代」などを頼まれることがあります。患者は入院していると病院の売店以外への外出は制限されます。その不便さをおっしゃられると気の毒になり、つい「夜勤明けに郵便局へ寄って出しておきますね」と答えてしまいたくなるかもしれません。

しかしながら、一度お引き受けすると何度もご依頼される場合もあり、途中でお断りするわけにもいかず、あなたの休日やプライベートの時間にそれらの用事を片付ける負担が増えてしまうかもしれません。特に、金銭を預かるとトラブルになったときに大ごとになりやすいので、少額であっても現金をお預かりしてはいけません。

●断る言葉とご提案をセットに

「申し訳ありません。院外での個別のご依頼はご遠慮いただいております。代わりになるかわからないのですが、売店に△△と近いものが売っておりましたので、よかったらご一緒に見に行くのではいかがでしょうか」など、病院内での対応をご提案します。

病院内でご提案できないご依頼は、原則は家族へ依頼いただけるようお願いします。

●何度も依頼されるとき

何度も依頼をしてこられるのであれば、「○○でお困りなんですね。申し訳ありません。私どもでできることが何かないか、上の者に相談してみます」などと申し上げます。

このように申し上げることで、何とかしようとしていると印象を持っていただけること、あなた個人ではなくチームで対応する印象を持っていただけて、あなた個人への依頼もしづらくなります。

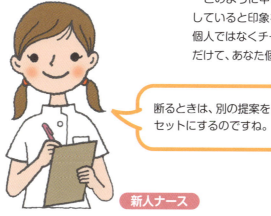

断るときは、別の提案をセットにするのですね。

新人ナース

迷惑を特別に見逃して

●大きな声で会話する家族

看護師が廊下を歩いていたところ、2つ先の大部屋で大きな声と笑い声が聞こえます。

「ちょっと静かにした方がいいよ」という患者に、ご親族の一人が「おまえは明るくにぎやかなのが好きやろ。今日は久しぶりにみんな集まったんや。かたいこといわんといて。な？ 看護師さんいいやろ、今日だけ特別や」と、ちょうど入室してきた看護師に話しかけられました。

●嫌なことを上手に伝える

こんなふうに、特別対応を求められたときはどうしたらいいでしょうか。この場合でも、"患者が嫌なこと"の伝え方（➡p.65参照）の原則に沿って静かにしていただけるようお願いします。

例えば、「家族みなさまでご面会くださって〇〇さんもご気分が明るくなりますね。ただ、大変申し訳ありません。お休みになっている方もおられるので、もう少しお静かにお願いいたします。もしよかったら、面会室ならお気遣いなくお話しいただけると思いますので、ご案内いたします。いかがでしょうか」などです。

引き換え条件としての特別扱い

●他患者の臭いを我慢しているのだから

4人部屋のうちKさんだけ排泄自立、その他3人はベッド上排泄、または夜間ポータブルトイレという状況のことがありました。

ある日、Kさんがナースステーションまで来られてこんなふうにおっしゃいました。

「毎朝向こうの部屋から（処置の順番が）回ってくるでしょ。誰かがやった（排泄した）ときの臭いとか我慢してるんだし、他の人はどうせ自分であんまり動けないんだから、僕だけ先に（処置を）やってくれないかな」

病棟全体としては、重症度の高い方のいる病室から処置をしていました。その処置の順番をご自分のいる病室から始めてほしいとおっしゃるのです。一方で、そのときは満床で、Kさんにはお部屋の移動を我慢していただいているのも事実でした。

●我慢に気づかなかったことを謝罪して傾聴する

このような場合は、例えば次のように、できないことをお伝えした上で、Kさんの我慢について傾聴（➡p.40～44参照）します。

「申し訳ありません。臭いのこと、とても我慢されておられたんですね。私どもの方で気がつかずに大変申し訳ありませんでした。処置の順番を変えることはできないのですが、臭いのこともう少し状況を詳しくお教えいただけますでしょうか。お話を伺った上でできることが何かないか、チームで話し合おうと思います」

話の終わらない患者

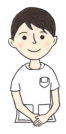

話題が切り替わり話を終えようと思うと、「それでね」と違う話題や続きの話が始まる、治療とは無関係の嫁や息子の話がほとんどで、他の担当患者のケアをしなくてはと内心焦る……。
看護師であれば、たいていこのような経験をしたことがあるでしょう。お見舞いの少ない患者の話を傾聴するのも看護の一部かもしれませんが、一日中その方のお話を伺って業務を終わるわけにはいきません。時間を決めて伺うか、途中で退出させていただく工夫が必要です。

面接を構造化する

●最初に時間を決める

治療方針や看護計画の一部についての話題であれば、あらかじめ「今日は○○についてお話を伺えればと思います。時間は20分程度で○時○分までには終わる予定です」と、何についてどのくらいの時間で話し合うのかを最初にお伝えしておくとよいでしょう。

もし、治療方針や看護計画とは無関係の話であれば、「私の都合で恐縮ですが、今日は○○時△分から□分まで（△△分間まで）時間があります。もし○○さんがよかったら最近のご様子などお話し伺えればと存じます。いかがでしょうか」と、あらかじめ時間のみお伝えした上で約束した時間に伺います。

●終わり時間が近いことを告げる

最初に15分間などとお伝えした場合には、残り2～3分となった時点で「そろそろお時間のようです。お話をまとめると○○のことで△△で、□□できたらいいなと思っておられるんですね」「またお話伺わせてください。失礼いたします」と退出します。

この際に次項の「次に訪室する時間をお伝えしておく」と患者さんの安心につながります。

約束を守る

●次に訪室する時間を必ず守る

　「長い時間のお伺いはできないのですが、ご様子を伺いに次に15時30分頃に伺います」と訪室する時間をお伝えしておくと、患者はその時間には看護師が来るのだといった安心につながります。

　そして、あなたが時間を守ることで相手も守ってくださるようになります。

　もしまた時間をとってほしいと依頼された場合は、「今日は他のお約束があって難しいのですが、明後日でしたらどこかで20分くらいお時間とれると思います。当日の朝に時間を決めさせていただきたいのですが、いかがでしょうか」など、できることとできないことは具体的にお伝えします。

他スタッフに協力を頼む

●同僚や先輩に呼びにきてもらう

　あなたが、上記のような技術に自信がない場合には、先輩や同僚に事情を説明した上で「いまから560号室の○○さんへ伺います。もし20分経っても戻らなければ、お手数ですが560号室の私にお声をかけてくださいますか」とお願いしておきます。

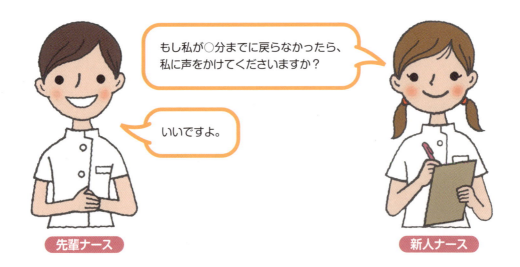

セクハラ、パワハラ、モラハラ

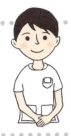

パワハラ、モラハラやセクハラ被害は、一方的に相手が悪いと心得るのが原則です。しかしながら被害の対象にならないためにも、アサーティブな表現法や傾聴の共感の技術などを駆使しましょう。なお、セクハラが実際に起こってしまったときは、毅然とした態度で明確に拒否します。

 ## 発生時

●セクハラ被害を受けたら

●即座に毅然とした態度で拒否する

触られたとき、その瞬間に「やめて！」と拒否しましょう。「やめてくださいよー」「もうっ」とごまかすように笑ったり可愛らしく怒った顔をすると"喜んでいる"、"触ってもいいんだ"と勘違いして繰り返すようになります。他スタッフが被害に合わないようにするためにも、このような言動は避けましょう。

相手には、毅然と"大変不愉快なこと"であることを明確に示します。セクハラは相手の心を傷つけます。相手がセクハラだと思っていなかったとしても、あなたがセクハラだと感じたら、それはセクハラです。証拠を十分に揃えることであなたは法的に訴えることもできます。

●チームで共有する

また、すぐにチーム全員にセクハラ被害を受けて悔しく悲しいことを伝え、一人で抱えないようにしましょう。同じように被害にあった仲間がいる可能性もありますし、今後の被害を防げるかもしれません。チームや上司にも一緒に対策を立ててもらいます。

何かあったら一人で抱えないで、チームや信頼できる上司に相談してください。

先輩ナース

● セクシャルな発言もセクハラ

「下着ってやっぱり白なの」「おっぱいの話くらいふつうだよね」など、セクシャルな発言もセクハラ被害にあたります。"触られたわけではないから"と我慢する必要はまったくありません。「そのようなことをおっしゃるなんて、裏切られたように感じます。もう二度とおっしゃらないでいただけますか」など、どう感じたかとやめてほしいことを毅然とした態度で明確にお伝えします。

● 我慢しない（よりエスカレートする危険性）

加害者が社会的地位の高い人や妻帯者であったりすると"私が我慢するしかないんだ"、"どうせ私が悪いことにされるだけ"、"訴えて家族が崩壊したら恨みを買うかも"、"家族は悪くないのに"、"自分が病院にいられなくなるかもしれない"などと思われるかもしれません。

しかし、毅然とした態度で拒否しても続くなら、被害内容はさらにエスカレートして「強制わいせつ罪」や「強制性交等罪」のような犯罪に至る危険性があります。2人きりにならないように気をつけても、勤務状況などでご自分を守るのは限界があるかもしれません。自分を守る最大の味方は自分自身です。勇気を出して行動しましょう。

● 記録する・専門家に相談する

なお、あとでトラブルになった際にあなたが誘ったなどと言われないように、具体的な発言や状況は記録として残しておきましょう。一般的にICレコーダやスマートホンの録音機能で相手の言葉を録音する（録音は、相手が患者の場合は保助看法＊：守秘義務との兼ね合いがあり専門家へ相談が必要）、日付と具体的な被害内容を詳細に記録する（患者の場合は看護記録として残す）、上司へはメールや手紙など記録の残るかたちで相談し、記録を保存しておくなどは有用といわれますが、具体的にどのような行動をとればご自身を守れるのかは、専門家に相談しましょう。最近では、弁護士会の無料相談などもあるようです。

● セクハラ被害のあとの心のケア

まず十分に休養をとります。しばらくはあなたの味方になってくれる人とだけ会いましょう。強姦被害を受けた女性は何十年とその被害によるPTSDで苦しみ続け、人生のほとんどを回復のための時間に費やしてしまう場合があります。

セクハラや「強制わいせつ」、「強制性交等」は許されざる行為・犯罪です。大震災時の被害に比べて強姦被害の方がPTSDになる確率は何倍も高いといわれています。もしあなたがセクハラや強姦被害を受けられたために、あなたの日常生活のありかたがすっかり変わってしまうようなことがあれば、早めに専門的治療を受けることをお勧めします。

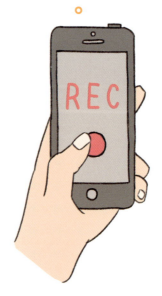

相手が患者の場合は、専門家への相談が必要です。

＊**保助看法**　保健師助産師看護師法のこと。42条の2「保健師看護師又は准看護師は、正当な理由がなく、その業務上知りえた人の秘密を漏らしてはならない。保健師看護師又は准看護師でなくなった後においても、同様とする」

上司・先輩からのパワハラ、モラハラ

●悔しい・悲しい気持ちは健康な心の反応

例えば、上司や先輩から次のような言葉を言われたらどう感じられるでしょうか。新人看護師の多くは"自分が何もできないから"、"自分がダメだから"とご自身を責められることが多いようです。一方で、人としての尊厳を損なうような発言に悔しさや悲しさを感じてもいます。より健康的な感情は後者です。

もし、あなたがご自身を責める気持ちだけしか感じることができず、不眠・過眠や拒食・過食などの症状がある場合、特に"自分はいなくなった方がいい"、"消えてしまいたい"、"死にたい"などの考えがある場合は、早々に心療内科など心の専門家へ相談することをお勧めします。

> **例** 新人看護師がいる前で聞こえよがしに
> 「(新人と何度夜勤を組むか同期で勤務表を見て) うわー 私3回もあたりだ。最悪」
> 「○○とか○○ (新人看護師の名前) いない方がまじいいよねー (笑)」
> 「使えないやつってどうやっても使えないわ」「馬鹿はどこまでも馬鹿」

> **例** 休憩中の新人看護師に聞こえよがしに
> 「休みとかふつうにとってんじゃねーよ」

> **例** 新人看護師が「おはようございます」と挨拶したり話しかけた際に
> 何を言っても視線を合わせない、無視
> 「近寄らないで」「きもっ」「話しかけてこないで」

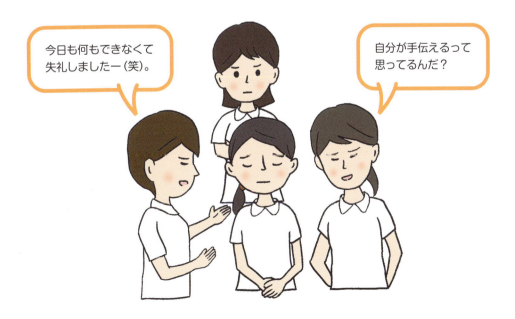

● 人間としての尊厳を奪う権利はない

　仮に"役に立たない人間"がいるとして、存在価値がないのか、尊厳を損なうようなことを言われても我慢しなければならないか、という問いには、誰もがNOと答えるでしょう。

　あなたの存在そのものや人としての尊厳を損なうようなことを言う権利は誰にもありません。

　ただ残念ながら、新人へそういった発言をする看護師がいることも現実です。そうやって理不尽なことを言われて、まずは3年耐えることが看護師として成長するのに必要なんだという、誤った価値観を持っておられる場合もあります。新人看護師をスケープゴート＊として感情のゴミ捨て場にすることで、自分たちの精神的健康を保とうとしている場合もあります。

● 複数の信頼できる人に相談を

　これらの例は、上司・先輩の問題です。上司・先輩の問題なので、直接の上司もパワハラ、モラハラをしている場合は、より上位の上司へ相談する方法ももちろんあります。しかしながら、より苦しい立場に追い込まれないよう、十分に情報収集した上で、相談することで本当に自分に有利な結果になりそうなのかを考えてから行動する方がよいかもしれません。

　誰に相談するのが適当か人間関係や力関係などをよく見極めましょう。

　可能であれば、あなたが信頼する利害関係のない複数の人に相談し、様々な意見を聞いた上で対応を考えた方が、あなたにとってより適切な決断をしやすいでしょう。

予防策

● 距離を置いてつき合う

　パワハラ、モラハラの標的となることを予防するには、以下で示すような上司や先輩、同僚とは距離を置いておつき合いするとよいかもしれません。

　その人のあなたが良いと思う面を積極的に探して、その良い面とだけおつき合いする、プライベートではつき合わないようにするのもよいでしょう。

● 我慢するタイプは標的になりやすい

　一般に、何を言ってもただ我慢するタイプだと認識されると、パワハラ、モラハラ、セクハラの標的になりやすくなります。心当たりがある場合は、アサーションの技術（→p.117～118参照）を練習しましょう。

・常に不機嫌な人
・「絶対」「決まってる」と断定的な言い方をする人
・悪いことは人のせいにする他罰的な人
・日や時間で気分が大きく変わる人
・いつも誰かの悪口を言っている人
・白黒をはっきりさせたがる、問題を大きくする人
・指導内容や言っていることが頻回に変わる人

＊スケープゴート　人は不満や怒り憎しみなどの感情や責任を直接の原因となる人やものに向けられないとき、無関係の対象へそれらを転嫁する（向ける）ことで、それらの感情の発散や責任の収拾を図ることがある。スケープゴートとは、この感情や責任を転嫁された無関係の対象のこと。一般に犠牲となる対象は、感情や責任を押しつけやすい（迫害しやすい）弱者であることが多いといわれる。

理不尽なクレームに思えても…

　消灯時間をすぎても面会していた家族にお帰りいただくようお願いしました。そのときは何も言われずにお帰りになられた家族から、数時間後に電話がありました。

家族　「あんたが早く帰れっていったから、慌てた。そのせいで大事な書類をなくした。すぐに見つけてもって来い」

と電話の向こうで怒鳴っておられます。
　理不尽なクレームに思えます。または看護師の声かけに何かお気持ちがおさまらず電話をかけてこられたのでしょうか。正確に理解しようとする共感のスキルで傾聴すれば、後者の場合は感情がトーンダウンしてきます。
　例えば、次のように対応します。

①「ご不快な気持ち」に対して謝罪した上で、どんな「気持ち」かを具体的にします。
看護師　「申し訳ありません、私のお声かけで何かご不快なお気持ちにさせてしまったようでしょうか」
家族　「面会時間は○○時までですって冷たく言ったじゃないか。そうやって慌てさせるから、△△（患者）にもろくに声もかけられなかったし、かばんのふたが空いたままになったんじゃないか」

②具体的になった「ご不快な気持ち（ここでは焦り）」に対して謝罪します。
看護師　「お声かけが冷たく感じられて、とても焦らせてしまったのですね。そう感じさせるようなお声かけだったこと、たいへん申し訳ありません」
家族　「めったに行けないのに、声をかけてやれなかったんだ」

③最初は「書類」だったのが、患者が寂しい思いをしているのではという「心配」へと話が変わっています。「心配」が最も伝えたかったことかもしれません。想像を伝え返して、合っているか確認してみます。
看護師　「お声かけできなかったために、△△さんが寂しい思いをされているのでは、とご心配なさってる」
家族　「なんか寂しそうだったんだよ」

④帰り際に思うような声かけができなかったことが、電話をかけられた際の怒りにつながっていることがわかりました。看護師ができる解決策をご提案します。
看護師　「もしよかったら、△△さんへご伝言を承ることもできますが、いかがでしょうか」
家族　「なんて伝えたらいいかな」

⑤質問された場合に「〜と伝えられるのがいいですよ」など言い切りのかたちは避けます。もしそのとおりにして状況が悪くなった際に、さらにあなたへのクレームになるかもしれないからです。一緒に考える印象を持たせるように相手の言葉を繰り返したあと、相手からの返答がなければ、相手に選択肢の中から選んでもらうか提案のかたちで終えます。

看護師　「なんて伝えたらいいでしょう……」
家族　「うーん」
看護師　「例えば、"なかなか面会に行けないけどいつも気にかけている"……例えば、"家族なんだから何でも話していい"……どうでしょうか」
家族　「家族なんだから何を言ってもいいんだ、いつでも電話してこいって伝えてもらえますか」
看護師　「はい。"家族なのだから何を言ってくれてもいい、いつでも電話してほしい"とお伝えするので、よろしいでしょうか」
家族　「よろしくお願いします」
看護師　「承知いたしました」

失敗、クレームは「ただちに」傾聴、謝罪

　処置室へ2歳の子どもを連れて行ったある看護師が、誰も見ていないと思ったのか、子どもに向かって「泣かないでよ」「早く帰れなかったらどうしてくれんの」と、怒鳴ってしまいました。本来あってはならないことですが、相手がクレームを言えない子どもであったため気が緩み、やつあたりしてしまったのです。

　その直後に母親が処置室へ戻られました。母親には看護師の怒鳴った声が聞こえたはずです。母親は「何してるんですか」とその看護師をにらみつけました。看護師は、「処置ですよ」と笑顔で答え、母親の言葉を無視する言動を返してしまいました。これはその後、"子どもが看護師に叩かれた"とする病院への責任や賠償を追及する大きなクレームへと発展してしまいました。実際には暴力をふるったことはなかったのですが、途中から入ってきた母親には看護師が怒鳴りながら叩いたように感じたのです。

　失敗や相手のネガティブな感情ほど、すぐに傾聴と謝罪をしましょう。時間がたつほど、こじれたり、事が大きくなってしまったりします。

索引

●あ行

挨拶 ……………………………………… 16
相手の感情 …………………………… 41
アサーション ………………………… 117
アサーティブ ………………………… 117
あなたの気持ちの納め方 ………… 113
案内 ……………………………………… 82
胃結腸反射 …………………………… 74
依頼 ……………………………………… 30
医療特有の言葉 ……………………… 23
院内規定 ……………………………… 99
院内携帯電話 ………………………… 98
エレベーター ………………………… 78
エンゼルケア ………………………… 80
応接室 ………………………………… 84
大部屋 ………………………………… 50
お茶 ……………………………………… 87
お手洗い ……………………………… 74

●か行

会議室 ………………………………… 85
海馬 …………………………………… 116
外来 …………………………………… 79
家族へのケア ………………………… 81
上座 ………………………………… 78、84
身体の観察 …………………………… 36
カルテ ………………………………… 54
考えの観察 …………………………… 38
環境整備 ……………………………… 52
観察 …………………………………… 35
患者が嫌なこと ……………………… 65
感情 …………………………………… 113
感情コントロール …………………… 110
技術不足 ……………………………… 110

気持ち ………………………………… 113
気持ちの観察 ………………………… 38
気持ちの伝え方 ……………………… 117
休暇 …………………………………… 105
休憩 …………………………………… 106
休憩所 ………………………………… 106
共感 …………………………………… 40
共有部分 ……………………………… 53
クレーム ……………………………… 120
ケア …………………………………… 60
敬語 …………………………………… 26
傾聴 ………………………………… 39、122
下膳 …………………………………… 71
謙譲語 ………………………………… 26
個室 …………………………………… 51
呼称 …………………………………… 24
個人情報 …………………………… 54、101
固定電話 ……………………………… 97
言葉 …………………………………… 22
コミュニケーション不足 ………… 110
コミュニケーション3つの錯誤 … 46

●さ行

雑談 …………………………………… 61
しぐさ ………………………………… 20
私語 …………………………………… 96
失敗 ………………………………… 94、108
失敗を防ぐ具体的行動戦略 ……… 108
指導 …………………………………… 111
指導内容 ……………………………… 128
死亡宣告時 …………………………… 80
下座 ………………………………… 78、84
社会的背景 …………………………… 112
謝罪 ………………………………… 120、122

シャワー	72
羞恥心	61
重要な言葉	40
私用の依頼	131
情報管理方法	99
食事	68
食事介助	70
処置	60
処置やケアの説明	60
所要時間	96
書類	54
新幹線	86
身体的背景	112
心配	61
心理的背景	112
スケープゴート	138
スタッフに関する情報	103
清潔領域	75
セクハラ	135
世代特有の言葉	23
接遇	10
説明	32
戦略	108
早退	104
相談	93、106、108
尊敬語	26

●た行

第一の錯誤	47
第三の錯誤	47
大丈夫	62
第二の錯誤	47
タイムアウト	114
タオル	73
タクシー	86
多重課題	19、109
尋ねる	31
短期の休暇	105
段取り	25

遅刻	104
知識不足	109
長期休暇	105
沈黙	44
ツイッター	102
通勤	14
つけ届け	130
提案	29
丁寧語	27
テレビカード	73
手渡し	95
電子カルテ	102
電話	97、101
動機づけ面接	56
トーマスゴードンの共感モデル図	47
特別対応	131

●な行

ナースコール	57、59、96
入院オリエンテーション	58
入退出	50
入浴	72

●は行

排泄	74
配膳	69
パソコン	99、102
話し上手	37
話しの終わらない患者	133
パワハラ	137
ビジネスメール	99
標準語	23
表情	20
病棟	45
副交感神経優位	114
不潔領域	75
不信感を招く行動	21
物品の取扱い方	95
プライバシー	54

用語	ページ
プリセプター	93
ふるまい方	95
ブログ	102
分別廃棄	71
扁桃体	116
報告	90、108
保助看法	136
微笑み	20
ほんの気持ち	129

●ま行

用語	ページ
マインドフルネス	115
マナー	10
見ため	12
メール	99
メモ	93
面接	133
メンター	93
モラハラ	137

●や行

用語	ページ
要約	44
浴室	72
予測型トイレ誘導	74

●ら、わ行

用語	ページ
来訪者	82
リネン類	52、73
霊安室	81
連絡	93
廊下	79
わからない	63
ワゴン	71

●アルファベット

用語	ページ
PHS	98
SNS	102

【著者紹介】
三瓶 舞紀子（さんぺい まきこ）

看護師、保健師、公認心理師、MPH　動機づけ面接トレーナー
2000年から7年間精神科病院勤務後2007～2009年に聖路加看護大学大学院看護学博士前期課程修了、2009～2012年に順天堂大学医療看護学部精神看護教員として勤務後、2012～2014に東京大学医学系研究科公共健康医学専攻を修了し、2015年より国立成育医療研究センター研究所社会医学研究部研究員および田那村内科小児科医院カウンセラー、2021年より日本体育大学体育学部健康学科ヘルスプロモーション領域 准教授として勤務。母子保健、精神保健を中心とした研究活動の傍ら、臨床経験を活かし、動機づけ面接トレーナーとして面接法の執筆、研修・講演活動等を行っている。

【本文キャラクター】
大羽　りゑ

【本文イラスト】
タナカ ヒデノリ

【協力】
メディカルライターズネット

看護の現場ですぐに役立つ
患者接遇のキホン

| 発行日 | 2019年　1月　1日 | 第1版第1刷 |
| | 2024年　4月15日 | 第1版第4刷 |

著　者　三瓶 舞紀子

発行者　斉藤　和邦
発行所　株式会社　秀和システム
　　　　〒135-0016
　　　　東京都江東区東陽2-4-2　新宮ビル2F
　　　　Tel 03-6264-3105（販売）Fax 03-6264-3094
印刷所　三松堂印刷株式会社　　　Printed in Japan

ISBN978-4-7980-5419-3 C3047

定価はカバーに表示してあります。
乱丁本・落丁本はお取りかえいたします。
本書に関するご質問については、ご質問の内容と住所、氏名、電話番号を明記のうえ、当社編集部宛FAXまたは書面にてお送りください。お電話によるご質問は受け付けておりませんのであらかじめご了承ください。